精神看護学実習
ポケットブック

編著 野中浩幸　心光世津子　乾 富士男

第2版

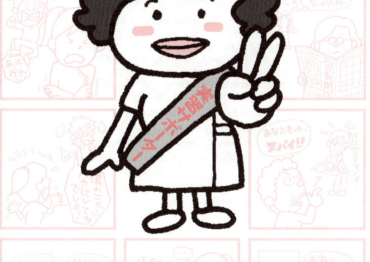

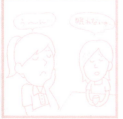
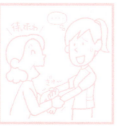
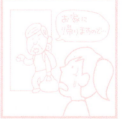

精神看護出版

●執筆者一覧（執筆順） *は編者

＊乾富士男（いぬい　ふじお）　畿央大学健康科学部看護医療学科 准教授
本書の構成と活用方法／早引きインデックス／1. 看護過程のポイント　1 患者と互いに知りあい関係を築いていきましょう！／3 患者が計画を実行するのを援助しましょう！（介入とは・物理的距離と心理的距離）／4 かかわりや患者の反応から目標や計画を見直しましょう！（計画の評価・問題の見直し）／2. 精神看護学実習で遭遇する場面：患者さんに拒否された！／3.〈資料〉精神科看護の基礎知識を知ることで実習をより豊かに！：地域生活支援の仕組み

＊心光世津子（しんみつ　せつこ）　武庫川女子大学看護学部看護学科 准教授
1. 看護過程のポイント：1 患者と互いに知りあい関係を築いていきましょう！（自己一致）／2 患者とともに患者の目標を明確にし，計画を立てましょう！／3 患者が計画を実行するのを援助しましょう！（病期や治療の段階にあわせたかかわり・セルフケアへの援助）／4 かかわりや患者の反応から目標や計画を見直しましょう！（日々のかかわりの評価・かかわりの見直し）／5 実習を振り返り，患者やスタッフと看護過程を共有しましょう！／2. 精神看護学実習で遭遇する場面：患者さんにセクハラされて患者さんのことが嫌いになってきた／患者さんが隠れて過食している!?／3.〈資料〉精神科看護の基礎知識を知ることで実習をより豊かに！：実習に臨むにあたり知っておきたい向精神薬（持効性注射剤（デポ剤））

＊野中浩幸（のなか　ひろゆき）　元・藤田保健衛生大学医療学部看護学科
精神看護学 教授
1. 看護過程のポイント：3 患者が計画を実行するのを援助しましょう！（症状別看護）／2. 精神看護学実習で遭遇する場面：患者さんに何も問題がない！／積極的にかかわったのに計画どおりに進まない！／3.〈資料〉精神科看護の基礎知識を知ることで実習をより豊かに！：精神科医療で見られる症状の解説／精神保健医療福祉に関する用語とその根拠となる法律・制度／よく使われるカルテ用語／実習に臨むにあたり知っておきたい向精神薬

中谷香江（なかたに　かえ）　畿央大学健康科学部看護医療学科 助手
実習前に確認しよう！

益田ゆかり（ますだ　ゆかり）　武蔵野赤十字病院 精神科認定看護師
2. 精神看護学実習で遭遇する場面：患者さんに拒絶された／誰も患者さんのことをわかってくれてない！

後藤文人（ごとう　ふみと）　一般財団法人信貴山病院ハートランドしぎさん看護部 部長
2. 精神看護学実習で遭遇する場面：患者さんがだんだんよそよそしくなってきた／患者さんが水を大量に飲んでいる！

後藤　恵（ごとう　めぐみ）　ハートランドしぎさん看護専門学校 専任教員
2. 精神看護学実習で遭遇する場面：患者さんがどんどんべったりしてくる

竹内公花（たけうち　きみか）　医療法人春陽会慈恵中央病院 看護師
2. 精神看護学実習で遭遇する場面：患者さんの妄想の対象にされた！

村上　茂（むらかみ　しげる）　医療法人和同会片倉病院 精神看護専門看護師
2. 精神看護学実習で遭遇する場面：否定も肯定もしないという意味がわからない！

川田美和（かわだ　みわ）　兵庫県立大学看護学部生涯健康看護講座 准教授

2．精神看護学実習で遭遇する場面：患者さんに暴言を吐かれて患者さんのことが怖くなった／日中の活動を促したのに余計に不眠になった！

矢野優子（やの　ゆうこ）　一般財団法人仁明会仁明会病院

2．精神看護学実習で遭遇する場面：患者さんが入院生活を受け入れられていない

野口洋一（のぐち　よういち）　社会福祉法人びわこ学園びわこ学園医療福祉センター草津 精神科認定看護師

2．精神看護学実習で遭遇する場面：患者さんがこっそり飲酒していた

松村麻衣子（まつむら　まいこ）　一般財団法人信貴山病院ハートランドしぎさん 精神看護専門看護師

2．精神看護学実習で遭遇する場面：患者さんが自分の問題に目を向けてくれない！

田邉友也（たなべ　ともや）　医療法人聖和錦秀会阪和いずみ病院 精神科認定看護師

2．精神看護学実習で遭遇する場面：長期入院の患者さんの退院支援に行き詰ってしまった！

杉山公子（すぎやま　きみこ）　医療法人社団慶成会青梅慶友病院 看護師

2．精神看護学実習で遭遇する場面：立案したケアプランが患者さんに全部拒否される！

進あすか（すすむ　あすか）　訪問看護ステーションみのり 所長

2．精神看護学実習で遭遇する場面：利用者さんの訴えに焦点をあてたら，かえって関係がこじれてしまった

石束佳子（いしづか　けいこ）　（専）京都中央看護保健大学校 副学校長

2．精神看護学実習で遭遇する場面：プロセスレコードを書いて，患者理解を深めよう！

大迫　晋（おおさこ　すすむ）　ねこのて訪問看護ステーション 所長

2．精神看護学実習で遭遇する場面：【番外編】長期にわたるかかわりがもたらす信頼関係を学ぶ／3．〈資料〉精神科看護の基礎知識を知ることで実習をより豊かに！：地域生活支援の仕組み（ACT）

早田有希（はやた　ゆき）　ねこのて訪問看護ステーション 看護師

2．精神看護学実習で遭遇する場面：【番外編】長期にわたるかかわりがもたらす信頼関係を学ぶ

宇都宮智（うつのみや　さとる）　国立精神・神経医療研究センター病院 看護師長

3．〈資料〉精神科看護の基礎知識を知ることで実習をより豊かに！：精神保健医療福祉に関する用語とその根拠となる法律・制度（〈コラム〉医療観察法病棟）

大島恵子（おおしま　けいこ）　畿央大学健康科学部看護医療学科 臨床講師

3．〈資料〉精神科看護の基礎知識を知ることで実習をより豊かに！：地域生活支援の仕組み

※執筆者の所属，肩書きは刊行時のものです。

第2版の発刊にあたって

　精神看護学実習で戸惑う学生たちの助けになれば、と本書をはじめに作ったのが2010年。実習指導者、精神科認定看護師、精神看護専門看護師、看護管理者、教員などで知恵と経験を出し合った本書は、実習だけでなく新人教育研修にも採用されるなど、編著者たちの想像を超えてさまざまな方に読まれてきました。そして、法制度の変化や地域で暮らすための支援の広がりなどを反映し、増補版を2014年に出版しました。その後も、変化を続ける精神保健医療福祉をとりまく状況や学生の戸惑いの多様化をふまえ、改訂を検討していました。

　その矢先の2017年、本書の発起人であり筆頭編著者の野中浩幸先生がご病気でお亡くなりになりました。野中先生の、軽妙なのに重みのある看護談義がきけないと思うと寂しく、とても残念です。「実習の考え方に"正しい答え"はない、でも考えていくヒントが見つかるような本を！」という当初からの野中先生のコンセプトを大切に、増補版でまだ不足していた点、現在とこれからの精神看護の状況や、近年の学生の戸惑う点を反映して全体的に内容を見直しました。

　まず、今回新たに自己一致などの解説を加えました。リカバリー志向でのアセスメント（希望や強みを大切にする）の理解を助けるため、既存の章も内容を改めました。地域での暮らしの広がりをふまえて、第2部では退

院を見据えた支援や訪問看護事例を加え，第3部も図表で理解しやすいよう工夫しました。そして，これまでコンパクトにまとめていたぶん，字がぎゅっと詰まっていて読みにくいという声もあり思い切って装丁を見直しました(ポケットブックですので本は小さいままです)。

「疾患や治療の知識は教科書を読めばわかるけど，受け持ち患者さんの理解や看護のためにどう考え実施していくかはどこにも書いていないし答えがない！」──そんな精神看護学実習の悩みのお供として，活用いただければと思います。患者や指導者だけでなく"自分"とも出会う，実り多い実習となりますように。

編著者　心光世津子・乾 富士男

初版の発刊にあたって

　精神科領域の臨地実習では学生たちの「どのようにかかわったらよいのかわからない」「ほかの領域と違い患者の問題点がみえない」「精神科はむずかしい」といった声をよく聞きます。このことに対して，どこに問題があるのだろうかと考えてみました。

　多くの学生は臨地実習で初めて精神に障害をもつ人と接します。また，精神疾患や看護の方法を座学で学んでいても，実際にそれを活用することが難しく，あっという間に実習期間が過ぎ去ってしまうこともあります。

　一般科では問題にならなかった患者との「かかわり」がうまくいかず，ときには思いもよらず拒否されたり，実行しようとするケアプランがうまく行かなかったりすることもあります。現代の学生は人とかかわる力（コミュニケーション能力）が，以前と比べて低くなってきているといわれています。しかし，実習や臨床ではコミュニケーション能力が求められます。

　さらに，精神科では，「医学モデル」だけでは解決できない部分があります。だからこそ学生がもっとも苦労する実習領域であるといわれるのでしょう。学生の皆さんはこれらの問題に対する答えとして，単なるhow toではなく，簡潔な事例で基本的な考え方が書かれており，しかも実習中にポケットに入れておけて，自分の考え方や解決方法に悩んだときのヒントを短時間で得ること

ができるポケットブックがあったら便利だと思いませんか？

　実習で悩んだり，困ったりしたときに，すぐに役に立つという視点から本書は書かれています。3部構成で，1部は看護過程の解説，2部は事例集，3部は資料になっています。また，コラムやよく使用される薬，法律の解説などがとても見やすいように工夫されています。

　ここに書かれているような事例を受け持つ場合もあるでしょう。しかし，本書の事例のとおりに進展するかどうかはわかりません。大切なのは「自分がどう考えるか」であり，患者や病気をどう見るか，そして援助が必要な部分はどこなのかを明確にできるようになることなのです。そうした意味からも本書は必ず役に立つものですから，迷わず手に取っていただきたいと思います。どうか，この本を存分に活用していただき，実りの多い実習になることを祈っています。

　執筆は第一線で活躍中の実習指導者，精神科認定看護師，看護師長，臨床看護師，大学・専門学校の教員の方々の協力を得ました。紙面をお借りしてご協力のお礼を申し上げます。

編著者を代表して　野中浩幸

増補版の発刊にあたって

　精神看護学実習で,学生の役に立つ本を出そうと考えたのは4年前の2010年でした。幸い学生だけでなく,病院などでの新人教育研修にも採用されるなど,編著者が思っていたよりも多くの支持を受け,増刷したのが2012年のことです。この間,法律の改正や制度改革などがあり,精神科領域も多様化しながら変化してきています。

　本書のスタンスは,実習中にポケットに入れておけて,迷ったとき,困ったときに,その場で読めて参考になるようにというものでした。したがって,詳細な内容は他のテキストなどに委ねましたので,いろいろな面で不足している部分があると思っていました。そこで増補版では,学生が遭遇すると思われる事例を増やすと同時に,臨床の場で使われている新薬,また地域で暮らすことを見すえた支援を考慮し,デイケアや精神科訪問看護などの資源の解説を加えました。

　精神科領域には「医学モデル」だけでは解決できない部分があるため,学生がもっとも苦労する実習領域なのですが,だからこそ本書がきっと役に立ちます。多くの執筆者の方々の蓄積された経験や考え方を土台として,そこからどう考えるかが学生の課題となるでしょうし,実習指導者やスタッフの方々にも活用していただけることを願っています.

　執筆者は第一線で活躍中の実習指導者,精神科認定

看護師，精神看護専門看護師，看護部長，看護師長，大学などの教員であり，今回新たに加わっていただいた方もいらっしゃいます。

　従来どおり見やすい工夫をしていますから，フルに活用して実りの多い実習になることを期待しています。

編著者を代表して　**野中浩幸**

CONTENTS

第2版の発刊にあたって	4
初版の発刊にあたって	6
増補版の発刊にあたって	8
本書の構成と活用方法	13
実習前に確認しよう！	17
早引きインデックス	24

1. 看護過程のポイント

① 患者と互いに知りあい関係を築いていきましょう！ … 30
- 共感的理解 … 30
- コミュニケーションスキル … 33
- プロセスレコード … 38
- 自己一致 … 43
- 問題指向型の看護過程 (Problem Oriented System：POS) … 48
- アセスメントツールの活用 (データベース) … 50

② 患者とともに患者の目標を明確にし，計画を立てましょう！ … 54
- アセスメントの方法と視点 … 54
- 情報の統合と問題の抽出 … 62
- 長期目標と短期目標 … 70
- 立てた看護計画の記録 … 77

③ 患者が計画を実行するのを援助しましょう！ … 81
- 介入とは … 81
- 病期や治療の段階にあわせたかかわり … 85
- 物理的距離と心理的距離 … 89

- セルフケアへの援助　　　　　　　　　　　　　　　93
- 症状別看護　　　　　　　　　　　　　　　　　　97

④ かかわりや患者の反応から目標や計画を見直しましょう！　118
- 日々のかかわりの評価　　　　　　　　　　　　　118
- 計画の評価　　　　　　　　　　　　　　　　　　122
- 問題の見直し　　　　　　　　　　　　　　　　　127
- かかわりの見直し　　　　　　　　　　　　　　　129

⑤ 実習を振り返り，患者やスタッフと看護過程を共有しましょう！　132
- 全体のなかでできたこと・できなかったことを整理する　132
- 患者やスタッフと看護過程を共有する　　　　　　136

2. 精神看護学実習で遭遇する場面

- 患者さんに拒絶された－はじめから患者さんと会話すらできない！　142
- 患者さんに拒否された！－仲良かったのになぜ……　147
- 患者さんがだんだんよそよそしくなってきた　　　152
- 患者さんがどんどんべったりしてくる―……このままでいいの？　157
- 誰も患者さんのことをわかってくれてない！
  －私がなんとかしなければ！　　　　　　　　　162
- 患者さんの妄想の対象にされた！
  －私は「スパイ」で患者さんのお金を狙っているらしい　167
- 否定も肯定もしないという意味がわからない！
  －否定していないつもりだったのに否定していた？　172
- 患者さんにセクハラされて患者さんのことが嫌いになってきた　177
- 患者さんに暴言を吐かれて患者さんのことが怖くなった　183
- 患者さんが入院生活を受け入れられていない　　　188

- 患者さんに何も問題がない！ 193
- 患者さんが水を大量に飲んでいる！ 198
- 日中の活動を促したのに余計に不眠になった！ 203
- 患者さんが自分の問題に目を向けてくれない！ 208
- 長期入院の患者さんの退院支援に行き詰ってしまった！ 213
- 立案したケアプランが患者さんに全部拒否される！ 217
- 積極的にかかわったのに計画どおりに進まない！
  ー積極的にかかわらないことも援助ってどういうこと？ 222
- 患者さんが隠れて過食している!?
  ーやめさせようとしたら関係が悪くなった 227
- 患者さんがこっそり飲酒していた
  ーアルコール依存症だと認めていなかった!? 232
- 利用者さんの訴えに焦点をあてたら，かえって関係がこじれてしまった 237
- プロセスレコードを書いて，患者理解を深めよう！ 242
- 【番外編】長期にわたるかかわりがもたらす信頼関係を学ぶ 248

3. 資料　精神科看護の基礎知識を知ることで実習をより豊かに！

- 精神科医療で見られる症状の解説 256
- 精神保健医療福祉に関する用語とその根拠となる法律・制度 267
- 地域生活支援の仕組み 281
- よく使われるカルテ用語 295
- 実習に臨むにあたり知っておきたい向精神薬 300
- くすりの索引 314
- 索引 316

本書の構成と活用方法

本書は，3部構成になっている。第1部は看護過程の解説，第2部は事例集，第3部は資料となっている。本書は実習中にその場ですぐに役立つことを意識して書かれているので，必ずしも前から読み進めなくてもよい。早引きインデックスや索引を利用して目的としているページにジャンプして必要な情報だけを取り出せるようになっている。また，第1部から順に通して読むことで実習の流れに沿ったヒントが与えられるようにも工夫されている。

第1部では，看護過程に沿った実践のためのヒントが得られる。注意が必要なのは，看護過程という言葉は2つの意味で用いられている点である。1つは，「看護師と患者の人間関係が発展していく過程（プロセス）」のことであり，その流れを整理したのが看護理論家ペプロウ（Hildegard. E. Peplau）である。

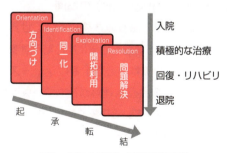

図1 ペプロウの患者―看護師関係モデル

H.E.ペプロウ（小林富美栄ほか訳）『人間関係の看護論―精神力学的看護の概念枠』[1] より一部改変

もう1つの看護過程は,「問題指向の看護過程」といわれるものである。現在においては看護過程というと後者を指すのが一般的であるが,本書ではペプロウのモデルを中心に考えている。精神看護においては人間関係の形成が何よりも大切だからである。

ペプロウのモデル**(図1)**では,患者と出会って(入院)から別れる(退院)までの流れに4つの局面がある[1]。これらの局面はちょうど起承転結になっており,まさに人間ドラマの台本といえる。

入院から退院までの4つの局面

1. 方向づけ(Orientation)の局面

患者と出会い,関心を向け,気遣うことでお互いの存在を確認する時期である。また,互いのことを知りあうことも大切である。さらに,病院という新たな環境について慣れ親しむこともオリエンテーションの要素である。

2. 同一化(Identification)の局面

患者と一体となり,患者の体験している世界を理解し,患者の抱えている問題を明確にする時期である。患者と同一化するためには,心理学者ロジャーズ(Carl. Ransom.Rogers)の共感的理解が役立つ。共感的理解によって患者の体験している現象を知り,患者の抱えている問題を見出す時期である。

3．開拓利用（Exploitation）の局面

　患者は1人で模索してきた従来の方法では問題を解決できなかったので，手助けを求めているのである。したがって，何かいままでとは違う方法を開拓し，あらゆる資源を利用する必要がある。この段階では，患者と看護師が互いに協力しあって解決策を模索することになる。この互いに協力しあう人間関係を通して，患者も看護師も人間的な成長が得られるのである。

4．問題解決（Resolution）の局面

　最後の段階では根本的な問題解決，すなわち患者が1人でなんとかやっていけるようになることが求められる。すなわち患者が自立する時期である。解決策を見出すために一緒に取り組んできた問題を，患者の問題として本人に返すことが重要である。

　本書では**図2**に示すように，ペプロウの看護過程に加えて，問題指向型の看護過程で行われる「アセスメント」「診断」「計画」「介入」「評価」の5段階も組み入れて，実習の始まりから終わりまで，5つの相（1～5に対応）に分けて考えている。

本書の使い方のヒント

　実習は期間が決まっているため，患者の経過が必ずしも**図2**のようにはいかないかもしれない。しかし，決められた期間に実施できる計画を考えることはできるはずである。実習期間が2週間の場合は，1週目には1の内

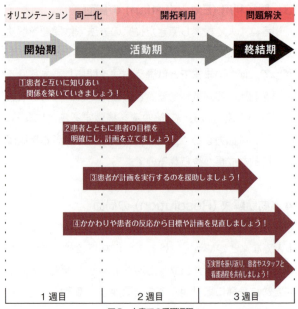

図2 本書での看護過程

容を行い，②〜④の内容に取りかかる程度でよい。2週目には②〜④の内容を行い，実習終了の2日前には⑤の内容を行うようにする。3週間の実習期間の場合は3週目には④と⑤の内容を中心に行うとよいだろう。

引用・参考文献
1) H.E.ペプロウ（小林富美栄ほか訳）：人間関係の看護論―精神力学的看護の概念枠. p.22, 医学書院, 1973.

実習前に確認しよう！

Q. 精神科病院は暗くて不気味なところですか？

A.→古い建物などは精神科病院に限らず，耐震上の問題からか採光の悪いものがあります。しかし，最近に建て替えられた建物は一般科の病院と同じかそれ以上に，採光に気を使ったものが多いです。日中に日光に当たることは療養上も重要なことです。

　また，精神科では治療的環境として安全の保障と基本的安心感をもてるように調整しています。ですから，不気味なところではありません。

Q. 精神科病院は，患者さんが暴れていたり，犯罪を犯した人を閉じ込めている怖いところですか？

A.→あなたはなぜこのように思ったのでしょう。1960年代頃に，精神疾患患者は危険なので施設（病院）に閉じ込めておかなければならないという風潮があったことが，いまなお精神科のイメージとしてフィクションなどで伝えられているのでしょうか。実際に実習に行くと気づくと思いますが，そのようなイメージは精神障がい者，精神科医療への偏見です。ですが，あなたがそう思ったように，世の中の多くの人が同じように思っているかもしれません。医療者ならば，ぜひそのような偏見をなくすように世間に伝えていってください。

　なお，精神疾患の疑いがある犯罪を犯した人の入院は，p.275「コラム医療観察法病棟」を参照しましょう。

Q. 閉鎖病棟は患者さんが外に出られないように24時間鍵をかけておくところですか？

A.→閉鎖病棟は常時入り口に鍵がかかっており，自由に出入りできない構造になっています。措置入院や医療保護入院という強制力のある入院形態は，入院することそのものが行動の制限ではありますが，必ず閉鎖病棟に入院しなければならないという決まりではありません。精神保健福祉法では「精神科病院の管理者は入院中の者につき，その医療又は保護に欠くことのできない限度において，その行動について必要な制限を行うことができる」(第36条) とあります。行動範囲の制限は，病院の体制や患者さんそれぞれの病状に応じて変わります。

つまり，行動の制限の1つの手段として，病棟全体の入り口に鍵をかける (閉鎖病棟) ということができるだけであって，閉鎖病棟では病状に応じて単独で外出できる患者さんもいますし，閉鎖病棟にせずに急性期の患者さんに行動制限をしている病院もあります (開放処遇であっても病床の都合や本人の希望で閉鎖病棟に入院する場合もあります)。

なお，学生も実習中に鍵を預かることがあるかもしれません。患者さんの安全を守るための鍵ではありますが，自分の意志に反して閉鎖処遇で入院されている患者さんにとっては自由を奪う鍵でもあります。鍵のもつ意味を理解し，責任をもって管理しましょう。

Q. 患者さんに何か言ったら急に怒り出したりしませんか？

A.→あなたの言動に理由があるように，患者さんの言動にも理由があります。一般科の患者さんだと，相手（あなた）に対する気遣いから，不快に思っても表現しないこともあるかもしれません。精神科の患者さんすべてではないですが，人によっては他者のことを気遣う余裕のない人もいます。その場合，あなたに対して強く拒否したり，強い不快感を表したりと，ストレートに感情を表現する人もあるかもしれません。でも，何か理由はあるはずです。

Q. 患者さんと病気の話をしてもいいのですか？

A.→治療のために入院されているのですから病気の話をするのは当然です。まずは患者さんが病気のことをどう考えているのかを知りましょう。精神疾患では病識がないといわれることがありますが，本当でしょうか。p.114「コラム病識」を参照しましょう。また，病気の話をするときは次の点に注意しましょう。誰でも病気の話のように個人的な内容は，知らない人には話しません。いきなりいろいろと聞いても話してくれないどころか警戒されるかもしれません。また，初めは答えてもらえなくても，関係性ができてくると違う話をするかもしれません。なお，病気についてこちらから説明をする場合は，教科書に書いてある内容であっても学生の判断で話をするのではなく，主治医や担当看護師からどのような説明がされているのかを確認したほうがいいでしょう。

Q. 否定も肯定もしてはいけないのですか？

A.→間違っていることは否定する。正しいことは肯定する。間違っているとも正しいとも判断できないことは事実を確認する。しかし，間違っていること（妄想や幻覚）であっても患者さんにとっては真実で，あなたに聞いてほしいから話しているのです。否定の仕方を考えましょう。原則的には事実を伝えていき，二重見当識をもてるように介入していきますが，妄想の確信度は病状や援助者との関係性によって変化しますので，いつも同じ対応ではありません。また，妄想の内容が患者さんにとって幸せなもの，日常生活に支障をきたしていない場合などはあえて否定しないこともあります。いずれにしろ，もし否定も肯定もしないのなら，何もしないことと同じです。p.97～102「症状別看護 幻覚，妄想，コラム否定も肯定もしないってどういうこと」をよく読んで本当の意味をよく理解しておきましょう。

Q. 幻覚や妄想にも共感しないといけないのですか？

A.→p.30「共感的理解とは」を読み，意味をよく理解しましょう。幻覚や妄想も共感的に理解してください。ただ，共感はあくまでも情報に基づいた想像なので，情報を正確に得なければできません。そのためには，患者さんの経験している幻覚や妄想の内容を知る必要はあります。また，患者さんの生い立ちや幻覚・妄想の根底にあるものを理解する必要があるでしょう。ペプロウの看護過程の同一化ですね。病的体験による困りごとが理解出

来たら，幻覚・妄想ばかりに焦点をあてて考えるのではなく，それに伴う日常生活の困りごとについて患者さんと共に考え，現実生活に目を向けることができるように援助しましょう。

Q. 精神疾患の患者さんは普通のコミュニケーションはとれないと思うので，どういう実習をしたらいいのかわかりません

A. →あなたの言う"普通のコミュニケーション"とは何でしょうか。質問をして返答がある会話のことを言っていませんか。会話はコミュニケーションの一手段であって，すべてではありません。むしろ，非言語的コミュニケーションのほうが重要な情報を伝達していることが多いのです。コミュニケーションとは「疎通」のことです。患者さんの隣に黙って座っているだけでもコミュニケーションはできます。ちなみに，"普通"の会話もよくできる人の方が多いと思いますよ。

Q. 患者さんに「しんどい」と言われたら，休息が取れるように患者さんから離れたほうがいいですか？

A. →あたりまえですが，精神科の患者さんも身体的な病気にかかります。また，薬の副作用も考えないといけません。そこで，まずは身体的な異常がないか，フィジカルアセスメントをしましょう。精神科で難しいこととして，患者さんが自分の症状をうまく表現できない場合の観察があります。「お腹に蛇がいる」「妊娠した」などの訴えが，便秘であったり，腫瘍であったりといった例も

ありますので，患者さんの訴えを心気的なもの，幻覚・妄想だと決めつけずによく観察しましょう。身体的な異常はないと確認したら，「しんどい」が表す意味を考えましょう。助けてほしいのか，そばにいてほしいのか，話を聞いてほしいのか，1人にしてほしいのか，理由はさまざまでしょう。そばにいてほしいのに看護師が退室してしまったら，患者さんはどう感じるでしょうか。1人で休息を取りたい場合も，「お昼前にまた様子を伺いに来ます」，「いつでも声をかけてください」など患者さんを気遣っていることがわかるメッセージを残しておきましょう。

Q. 患者さんに暴言を吐かれたり，自殺されたり，巻き込まれたりして看護師がストレスを抱えることが多いのではないですか？ 自分も落ち込みそうで心配です。

A.→精神科に限らず，看護は感情労働といわれています。看護師は患者・家族の病気や障害に対する不安や怒りをぶつけられやすく，共感的にかかわりたいと望んでも，時には受け入れがたく感情を揺さぶられ疲弊することもある仕事です。また，精神科では患者さんの言動が病気の影響であると知識として理解していても，陰性感情を抱くことも少なくありませんし，言葉で上手く説明するのが苦手な患者さんの思いをくみ取ろうとするのは簡単ではなく疲れることもあるでしょう。そこで，まずは自分の感情を理解するようにしましょう。不安や疲れに気づいたら，教員や指導者，実習グループのメンバー

など,信頼できる人に話してみましょう。聞いてもらうだけで気持ちが軽くなるものです。また,疲れているときは視野が狭くなっています。患者さんとの距離感も自分ではわかりにくいものです。他の人から客観的な意見をもらうことで,自分の思考のくせに気づいたり,患者さんとの関係を見直すこともできるでしょう。自分を客観的に見る機会はそれほど多くはありません。精神看護学実習はそういう数少ない機会の1つにしてほしいと思います。がんばっている人ほど疲れに気づきにくいものです。実習中は睡眠時間や休息をしっかり確保しましょう。

早引きインデックス

　以下は学生がよく遭遇する困りごとをあげ，それらが本書のどの部分で解説されているかを示したものである。

Q. プロセスレコードって何？
A. →「プロセスレコード」（p.38）→「プロセスレコードを書いて，患者理解を深めよう！」（p.242）

Q. 妄想をなんとかしたい
—妄想のために生活できなくなっているというわけではありませんが，担当患者さんには妄想があるので，ひとまず「妄想」を看護問題にあげてなんとかしたいと思っています。しかし，妄想をなくすためにどうしたらよいかわかりません

A. →「『何がどの程度異常・逸脱なのか？』を考える」（p.56）／「問題の抽出」（p.64）／「否定も肯定もしないという意味がわからない！」（p.172）

Q. 患者さんには問題がないように見えます
—長期入院の患者さんのため，明らかな問題点がなく，援助する項目が見つけられません

A. →「問題の抽出」（p.64）／「介入とは」（p.81）／「患者さんに何も問題がない！」（p.193）

Q. どの程度の援助が必要で，どの程度待つべきかがわかりません

A. →「問題の抽出」(p.64) ／「かかわりの見直し」(p.129)

Q. 病気や症状は看護問題ではない？

―看護問題に「統合失調症」とか「幻聴」をあげようとしたら，「それは看護問題じゃない」と指導されました。どういうことですか？

A. →「情報の統合と問題の抽出」(p.62)

Q. この人はなんの病気？

―統合失調症の患者さんですが，精神状態は比較的落ち着いていて問題なく見えるので，転倒リスクと身体合併症についてケアプランを立てました。しかし，教員・実習指導者に「この人はなんの病気？」といわれました。どう考えるとよいのでしょうか？

A. →「問題の抽出」(p.64) ／「病期や治療の段階にあわせたかかわり」(p.85) ／「患者さんに何も問題がない！」(p.193)

Q. 患者さんと会話が成り立ちません

―患者さんと言語的コミュニケーションがとれないため，こちらで立てたケアプランを実施しようとしましたが，教員・実習指導者に一方的なかかわりだと言われました。どうしたらよいですか？

A. →「患者とともに考える」(p.73)

Q. 患者さんが動こうとしません

―患者さんが無為・自閉的に毎日を過ごしています。なんとか離床させたいのですが，応じてもらえません

A.→「実現的到達点を考える」(p.71)／「目標の高さを考える」(p.76)／「計画の評価」(p.122)

Q. 患者さんと長くいるのはよいことではないの？

―精神科以外の実習では，患者さんのそばに長くいるほうがよいみたいに言われていたのに，精神科で同じことをしたら，教員・実習指導者に「距離を考えなさい」と言われました。患者さんのところに行かないほうがよいのなら，実習では一体何をしたらよいのですか？

A.→「物理的距離と心理的距離」(p.89)／「患者さんがだんだんよそよそしくなってきた」(p.152)／「患者さんがどんどんべったりしてくる：……このままでもいいの？」(p.157)／「積極的にかかわったのに計画どおりに進まない！」(p.222)

Q. 患者さんが私のことを避けている

―受け持ち当初はこんなことはあまりなかったのですが，最近，患者さんのケアをしにいくと，たいてい，患者さんが寝ていたり，外出していたり，別の用があるからと言われて断られたりして，うまく介入ができません。どうしたらケアができますか？

A.→「物理的距離と心理的距離」(p.89)／「計画の評価」(p.122)／「問題の見直し」(p.127)／「患者さんがだんだんよそよそしくなってきた」(p.152)

Q. 誰のためのケアなのか？

―患者さんの目標到達のために，いろいろ介助したり，指導したりしていたのですが，「それで『患者さんが』対処していくことにつながると思う？」と指摘されました。どういうことですか？

A. →「セルフケアへの援助：つい陥りやすいポイント」(p.95)

Q. 患者さんに拒絶されています

A. →「患者さんに拒絶された：はじめから患者さんと会話すらできない！」(p.142)／「患者さんが入院生活を受け入れられていない」(p.188)

Q. 患者さんに拒否された

A. →「患者さんに拒否された！：仲良かったのになぜ……」(p.147)／「誰も患者さんのことをわかってくれてない！：私がなんとかしなければ！」(p.162)

Q. 患者さんの妄想の対象にされた

A. →「患者さんの妄想の対象にされた！：私は「スパイ」で患者さんのお金を狙っているらしい」(p.167)

Q. 否定も肯定もしないという意味がわからない

A. →「否定も肯定もしないという意味がわからない！」(p.172)

Q. 患者さんにセクハラされた！
A.→「患者さんにセクハラされて患者さんのことが嫌いになってきた」(p.177)

Q. 患者さんのことが怖いんです
A.→「患者さんに暴言を吐かれて患者さんのことが怖くなった」(p.183)

Q. 患者さんの退院後の支援について知りたい
A.→「利用者さんの訴えに焦点をあてたら，かえって関係がこじれてしまった」(p.237)／「地域生活支援の仕組み」(p.281)

看護過程のポイント

1. 患者と互いに知りあい関係を築いていきましょう！
2. 患者とともに患者の目標を明確にし，計画を立てましょう！
3. 患者が計画を実行するのを援助しましょう！
4. かかわりや患者の反応から目標や計画を見直しましょう！
5. 実習を振り返り，患者やスタッフと看護過程を共有しましょう！

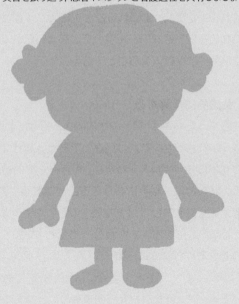

共感的理解

共感的理解とは

　共感的理解とは，本来はC・ロジャーズのクライエント中心療法で使われる言葉である。しかし，看護においてもよく使われるテクニックである。ロジャーズの提案する方法は以下の3つのステップからなっている。

1．相手のことを無条件に肯定する

　これは「受容」とよばれることもある。肯定とは，好きになることではない。相手のことをよい悪いで判断せずに無条件に受け入れることである。

2．共感的に理解する

　共感するためには「相手の立場に立って考えましょう」とよくいわれるが，これは間違いである。なぜなら，相手の立場に立っている「わたし」が存在しているからである。共感とは，相手になりきることである。「わたし」の考えや感情を廃して，「あなた」の考えや感じ方を使用して相手を理解する。すなわち，「あなた」の如くに考えるのである。ちなみに，如（ごと）くに心がついたものが，「恕（じょ）」である。看護には恕が大切であるといわれるが，恕とはまさに共感的理解のことである。

3．理解したことを相手に伝える

　しかし，受容も共感的理解もあくまで「わたし」の勝

手な想像に過ぎない。私が想像したことを相手に伝え，その反応を見ることで私の想像が正しかったかどうかがわかる。相手に伝える方法は必ずしも「言葉」とは限らない。あなたが相手のことを共感的に理解できていれば，自然と相手にもそのことは伝わるものである。

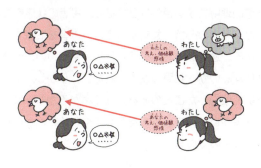

図1　共感的理解のイメージ

たとえば，アルコール依存症の患者で，若いときには幸せな家庭や仕事，家ももっていた人がいるとしよう。しかし，酒が中心の生活によってすべてを失ってしまった。それでも，酒さえ飲めればよかったのだが，看護師との治療的関係のなかであるとき突然，自分がしてきたことの本当の意味に気づいてしまい愕然となってしまった。そして担当看護師に「私はなんということをしてしまったのか……。これからどう生きていけばよいのかわからなくなりました」と本心からそういったとする。この場合，共感的理解ができればなんと返事するだろうか。おそらく，なんとも返事ができないだろう。患者ととも

に絶望的な気分になるしか方法がない。しかし，それが共感的理解なのである。どう生きていけばよいのかわからなくなったという心情を，看護師自身も抱かねばならない。ただし，その一方で，「これはあくまでも患者の人生であって，自分の人生が絶望的なわけではない」ことをわかっておかないと危険である。

　共感的理解をする目的は2つある。患者の状態を知ることと，患者の心情を共有することで患者を治療することである。適当なアドバイスが何もできないのに治療的援助になるのか，と思うかもしれない。しかし，本当につらい経験をしたことのある人ならわかるかもしれないが，他者が自分のつらさを理解してくれることが一番の助けになるのである。

コミュニケーションスキル

よく,「コミュニケーション」と「会話」を同一視する人がいるが,それは間違いである。「Communication」を日本語で表現するならば,「疎通」がもっとも近い概念である。「患者とコミュニケーションする」(この表現自体がおかしいのだが……それはさておき)とは,正しくは「患者と意思の疎通をはかる」ことである。「会話をする」のはあくまでもその一手段である。本節では「言語的コミュニケーションスキル」と「非言語的コミュニケーションスキル」に分けて紹介するが,実際には両者を同時に行う必要がある。

言語的コミュニケーションスキル

まず,質問には大きく分けて4つの方法がある。

1. 開いた質問(Open Question)

自由な答えを引き出すための質問である。まずは「開いた質問」を行い,相手の答えを制限しないようにするのがよい。しかし,回答者が質問者の意図を推測しなければならないため,会話が成り立たなかったり,相手に意図が伝わらず誤解される可能性がある。

例)「どうしましたか」「どのように○○ですか」「何を○○ですか」など。

2. 閉じた質問（Closed Question）

「はい／いいえ」で答えることができるような質問のことである。回答者にとっては答えやすい。しかし，質問によっては必要な情報が得られなかったり，誤解を招いたりする可能性がある。たとえば，幻覚がある患者に「あなたはまだ変なものが見えていますか？」と質問した際に，もし相手側が「変なものなど見たことがない」と思っていれば，「いいえ」と答える。あるいは，なぜそのような質問をするのだろうかと怪訝に思うかもしれない。

例）「痛むのはこの場所ですか」「疲れましたか」など。

3. 多肢選択式の質問

いくつかの選択肢の中から1つを選ばせる質問である。択一式ともいう。回答者にとっては答えやすい。しかし，質問に選択肢が含まれていなければ答えようがない。また，同系統で比較できる選択肢以外を含めることはできない。たとえば，「朝食には焼き魚，オレンジジュース，お粥のどれが好きですか？」という質問には答えにくい。なぜなら，同じ系統のものではないため選びにくいからである。「ご飯，パン，お粥のどれにしますか？」であれば選べるだろう。

例）「今日は1．買い物に行きますか　2．公園に行きますか　3．部屋の整理をしますか」など。

4. 反復

相手の言葉をそのままくり返す方法である。この方法

で期待できる効果は,回答者がより多くの情報を提供してくれる可能性である。注意しなければならないのは,反復することと共感的理解とはなんの関係もないということだ。また,次に紹介する積極的傾聴とも根本的に異なる技法である。

例)「○○ということですね」「○○だったのですね」
　　(○○は相手の発言)

そして,4つの質問法以外に次のような「質問をしない質問法」も存在する。実はこの方法が一番重要であるため,ぜひマスターしてもらいたい。

5. 積極的傾聴 (Active Listening)

共感的理解と同じく,ロジャーズの提唱したカウンセリングの技法である。情報を聞き出す際に大いに役立つ。この方法は名前が示すとおり,基本的には「聴く」ことである。私から質問をしたり提案をしたりはせず,相手の話の内容を要約して返すことで,相手の話を引き出す方法である。積極的傾聴の方法は,以下のようになる。

①聴くための環境(座る場所,静かな場所,プライバシーを守る,など)を確保する

②相手の話を無条件に受け入れる(受容)

③相手の話を聴いていることを態度で示す

④相手の気持ちを相手になって理解する(共感的理解)

⑤相手が伝えたいメッセージの中で,重要なもの(核心)は何かを読みとる

⑥相手の気持ちとメッセージの核心をフィードバックする

非言語的コミュニケーションスキル

「目は口ほどにものをいう」というが,実際に目は口以上にものをいうのである。たとえば,2者間の対話では言葉によって伝えられるメッセージは全体の35％であり,65％は話し方,動作,ジェスチャー,距離感などによって伝えられるといわれる[1]。

ヴァーガスによると非言語的コミュニケーションとして,以下の9つの要素が他者に影響を与える・受けることがわかっている[2]。

①人体:性別,年齢,体格,皮膚の色,など
②動作:姿勢,動き,など
③目:アイコンタクト(視線),目つき,など
④周辺言語:言葉に付随する音声上の性状と特徴
⑤沈黙:文字どおり沈黙
⑥身体接触:相手の身体に接触すること
⑦対人的空間:物理的な空間
⑧時間:時と場所という場合の時のこと
⑨色彩:色と感情の関係

また,顔の表情から感情を読みとるための科学的な研究も進められている。患者が何を話したかではなく,どのような感情を抱いたかを知ることが大切になることも多い。そのためにも,正確に感情を読みとる能力を身につける必要がある。看護師は,感情が抑えられている顔の表情や,顔にあらわれた兆候を正しく解釈できるようにならなければならない[3]。エクマンは,表情にあらわれる感情の種類として「悲しみ・苦悩」「怒り」「驚き・恐怖」「嫌悪・軽蔑」「楽しい感情」があるとしている。

コラム

非言語的コミュニケーション

　人の動作を読む，表情を読む，声の調子を聞き分けるというのはなかなか難しいものである。しかし，これらができるようになると，嘘を見破る，本心を理解する，気持ちを察するということができるようになる。なぜなら，それらは言語的コミュニケーションでは表現されないからである。文字による通信（メール，インターネットなど）や，言語による会話（電話）では，なかなかコミュニケーション（疎通）が難しいものである。ナイチンゲールが，「患者に聞いているようではいけません，察しなければなりません」という趣旨のことを書いている。よい看護師の条件には非言語的コミュニケーションに長けていることが必須であると思う。

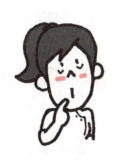

プロセスレコード

プロセスレコードとは

プロセスレコードとは，看護過程（ナーシングプロセス：nursing process）を記録する（レコード：record）方法である。つまり，本来の（ナーシング）プロセスレコードとは，看護記録の一種であった。ペプロウがはじめて提唱したプロセスレコードは**図2**のようなもので，患者と看護師，すなわち「あなた」と「わたし」を分けて記述する記録方式であった[*1]。

	患者の反応	看護師の反応
時間 ↓	患者の反応について記述する。言語的および非言語的なものを含む。	私が言ったこと，感じたこと，思ったことなどを記述する。

図2 初期のプロセスレコード[4]

オーランドとウィーデンバックによる修正

ペプロウによって臨床の記録方式として提案されたプロセスレコードは看護理論家オーランド（Ida. Jean.Orland）とウィーデンバック（Ernestine. Wiedenbach）の修正により**図3**のように教育用に修正された[5)6]。

	患者の反応	看護師が思ったこと	看護師の反応
時間 ↓	患者の反応について記述する。言語的および非言語的なものを含む。	私が患者に関して知覚したことについて考えたこと，感じたこと。	私が言ったこと，行ったことを記述する。言語的および非言語的なものを含む。

図3 教育用に修正されたプロセスレコード

修正されたのは,看護師の欄が「感じたこと」と「行動・行為」の2つに分けられたことである。これによりプロセスレコードを用いることで,自分の行為(言語および非言語)を振り返り,自分が行ったことから得られた結果に関連のある因子を明確にさせることができるようになった[6]。

プロセスレコードを書く

1. プロセスレコードを書く意味

　プロセスレコードを書く意味として,人間関係に関する以下の前提がある。

①人間関係において「あなた」と「わたし」の"ものの見方"(感じ方,考え方,受け止め方など)には違いがある

②両者のものの見方が完全に一致することは通常はない

③この"ズレ"があるなかでの相互作用として人間関係は発展する

　しかし,両者の間のズレが大きかったり根本的なものであったりした場合に,人間関係は"悪い方向"へと向かってしまう。そのため,「私のことを客観視する」「私に対して第三者的に評価をする」「あなたのことを第三者的に評価する」ことを目的に,プロセスレコードを書くことが必要になるのである。

2. プロセスレコードを書くとき

　プロセスレコードを書くことが望まれるのは,以下のようなときである。

患者と互いに知りあい関係を築いていきましょう！

❶人間関係に問題があると感じるとき
例）「患者に拒否された」「患者が妙になれなれしい」など。

❷人間関係がうまくいっているときにも分析するとよい
例）「患者の気持ちがわかる」「患者が楽しそう」など。

❸患者のことを理解できないとき
例）「患者が何を考えているのかわからない」「患者から反応がない」など。

❹人間関係がすれ違っている（立体交差している）とき（しかし，この状況を当事者が気づかないことは多い。第三者に指摘されることでわかる）
例）「患者がよそよそしい」「なんとなくギクシャクしている」など。

3．プロセスレコードを書く際の注意

プロセスレコードを書くにあたり，以下のことに注意しなければならない。

(1) 私の感じたこと
①後から考えた解釈を加えてはならない
②正直に書きだすこと
③そのときの気持ち（感情）も表現すること

(2) 私と患者のとった行動
①振り返る場面を映画のシーンを見ているように（ビデオで撮影したように）書くこと
②非言語的な表現も書きだすこと

4. プロセスレコードを書く際に考えるべき5項目

ウィーデンバックは,プロセスレコードを書く際に考えるべき項目として,以下の5つをあげている[6]*2。
① 私は,なぜこの場面(出来事)を再構成するのか
② あなたのニーズを見極めるために,私が知覚したこと,考えたこと,感じたことをどのように活用したか
③ 私の行為によってどのような成果を得ようとしたか
④ 私のどのような行為によりその結果を得たのか
⑤ 再構成によって私の行為に何を洞察したのか

この5項目を念頭において,実際にプロセスレコードを書いてみるとよいだろう。

プロセスレコード用紙の使い方

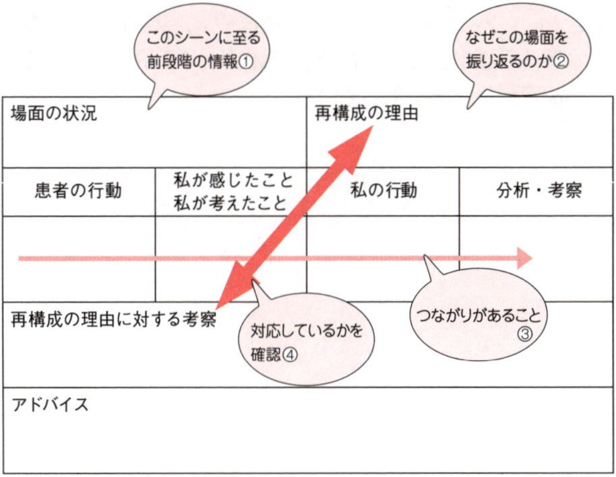

場面の状況			再構成の理由	
患者の行動	私が感じたこと 私が考えたこと		私の行動	分析・考察
再構成の理由に対する考察				
アドバイス				

- このシーンに至る前段階の情報 ①
- なぜこの場面を振り返るのか ②
- 対応しているかを確認 ④
- つながりがあること ③

図4 プロセスレコード用紙

図4は実習でよく用いられるプロセスレコード用紙の一例である。実際に書くときには,次のポイントを押さ

えて書くことが重要である。

①その場面のまわりの状況や、その場面に至るまでの情報などを記載する
②なぜ、この場面を振り返ろうと思ったのかを記載する（p.39「プロセスレコードを書くとき」を参照）
③一連の応対であることがわかるように記載し、各項目ごとに考察を加えること
④②の疑問に答えを見出すような考察になっていること（p.41「プロセスレコードを書く際に考えるべき5項目」を参照）

＊1：日本語では看護記録とよぶが、英語の「patient record（患者記録）」には患者のことしか記載されないのが普通である。
＊2：E. ウィーデンバック（都留伸子訳）『臨床実習指導の本質─看護学生援助の技術』（現代社, 1972）では原著を一部変更し、簡略化している。

自己一致

自己一致とは

　C. ロジャーズは，カウンセリングの必要十分条件に「自己一致」「受容（無条件の肯定的関心）」「共感」を挙げている。看護学の基礎教育で「共感」と「受容」が強調されるあまり「自己一致」が軽視され[7]「相手の言っていることはすべて否定してはいけない，自分の思ったことをそのまま口に出してはいけない」と信じきっている学生も多い。しかし，実は，この3つの中で「自己一致」がもっとも重要で，もっとも難しい態度とされる。

　自己一致とは，自分の中に生じた心の動きを自覚し，率直に伝えることである[7]。修正版プロセスレコードを提案したオーランドも，これと同様の主張をしている。自己一致が，患者との関係性を深めたり，患者や学生の気づきや成長につながったりするきっかけとなる場合も多い。

プロセスレコードに表れる自己不一致

　自分自身の感情を吟味したり，伝えようとしたりすることは，時に苦痛を伴い，勇気が必要な難しいことであるが，プロセスレコードを用いることで検討できる。

　表1は，実習でよくみられる，自己一致していない状況の例である。学生が病室を訪れて，患者を作業療法に誘おうとした場面である。

表1 自己一致をしていない一例

患者の言動	私が感じたこと 考えたこと	私の言動
①（ベッドで横になっている）	②昨日はOTに行かなかったけど今日は行くかな。	③（笑顔で）Aさん，今日はOTに行きませんか。
②行きましょうか。トイレ行ってきます。（トイレへ行く）	③誘いに応じてくださった。嬉しい。どんなことしようかな。	④わかりました。（トイレ近くで待つ）
⑤あっちにね，Yちゃんがいて，××製薬の契約のT県に歌があって，社員旅行なんだって。	⑥あれ，OTのこと忘れちゃったのかな。何の話だろう。困った。OTの話題もう一度振ってみよう。	⑦そうなんですか。OTでも歌がありますかね……。
⑧お姉さんに電話かけてこようかな。	⑨また話が変わった。私とはOT行きたくないのかな。	⑩そうですか……。じゃあ，デイルームで待ってますね。

表1の場面では，「私が感じたこと・考えたこと」が，「私の言動」には全く出てきていない。話題がころころ変わる患者にたいして抱いた違和感を置き去りにしたまま，「そうですか」との返答がくり返している。やや投げやりになっている印象すら受ける。

自分の想定や価値観と異なる反応に接し，感情と言動が不一致な状況が続くと，しばしば，自分自身に対して，無力感，屈辱感，自責感が生じたり，相手に対して，寂しさ，不信感，裏切られ感，怒りが生じたりするなど，自他への否定的な感情（陰性感情）が生じやすい。はじめは相手を立てていたつもりでも，「人の気も知らないで」「黙って引いてあげたのに」「鈍感な人だから（具合は悪いときだから）わかり合えない」など，結果的に双方に不誠実な結果となる。

否定的な感情が強くなると，自分や相手への理解が阻

害されやすい。また，この例では，自分の思いを押し殺して場を丸くおさめようとする傾向のある学生側にも，学生の提案を受けつつ自分の言いたいことだけを言っている患者側にも，それぞれ課題があるが，お互いがその課題に気づいて取り組む機会を逃すことにもなっている。

自己一致するために必要なこと

1．私の感情や身体感覚に気づく

まずは，かかわりの中で生じる感情や身体感覚に気づくことである。モヤモヤした感じ，しっくりこない感じ，歯がゆい感じ，その場にいられない感覚……など，初めはあいまいな感じで知覚されていることも多い。そうした何か心地悪いような感覚を手掛かりに，自分が何を感じていたか振り返ってみる。

2．私の感情や身体感覚を触発したものを特定する

自分の体験した感情や身体感覚は，誰のどのような言動がきっかけになって生じたのかを特定する。これまでの蓄積がそうさせていると思うかもしれないが，振り返るには特定の場面にしぼって検討すると振り返りやすい。

そして，自分のどのような先入観や価値観，相手への期待が，自分の感情や身体感覚を生んだのか，相手の立場や価値観，思いがどのようなものかを分析する。

3. アサーション（自他尊重の自己表現）

アサーションとは，簡単に言えば，自分も相手も大切にした自己表現のことである[8]。

アサーティブなコミュニケーションでは，相手の思いや立場，感じ方・選択の自由も尊重しながら，自分の感情，考え，信念に正直に表現する。その結果，お互いの意見が葛藤を起こすこともあるが，すぐ折れて相手に譲ったり，相手を同意させようと強制するのではなく，意見を互いに出し合い，譲ったり譲られたりしながら，双方の納得のいく結論を出そうとするプロセスが生まれる[8]。

逆にノン・アサーティブ（非主張的）なコミュニケーションとは，自分の気持ちや考え，意見を表現しなかったり，あいまいな言い方をしたり，相手が気づきにくい消極的な態度で言ったりすることである。一見，相手に配慮したり相手の立場を立てているように思えても，自分の気持ちには不正直で，相手にも率直ではない。もしも「精神疾患入院患者だから，すべてこちらが引くべき」と考えているならば，それは相手のもつ力（ストレングス）を信じていないからではないか。

もちろん，ただ言い放てば良いわけではない。仮に2.で特定したものが自分の価値観との相違だったとして，「（自分の価値観では）こうであるべきなのに」と主張するのでは，相手の価値観の自由を尊重していない。自分の率直な思いと，相手の立場や意図はどうか，相手への先入観や過度な期待が含まれていないか，などを検討して，自分も相手も大切にする表現を探る。

表2は，先ほどの患者と散歩中に自分が感じた戸惑い

表2 戸惑いを表現した一例

患者の言動	私が感じたこと 考えたこと	私の言動
①(歩きながらキョロキョロしている) ④いえ……(キョロキョロしながら)△△製薬のチョコレートの通り道が封鎖されて……(聞き取れない)……なんよ。	②何か気になることがあるのかな。 ⑤突然どうしたのだろう。よくわからない。幻聴が聞こえている時にこうなりやすいような気がする。	③Aさん何か気になりますか。 ⑥いつもと違う感じがしますよ。どうされたんですか。
⑦そう? どうもないよ。(うなずきながら)うんうん。コーヒー牛乳のパックのな,閉め方が甘いとな,落ちるわ。	⑧どうもないのか。何かは聞こえているみたい。やたらと甘いものが登場するからおやつが気になるのかな。	⑨何か気にしているように見えましたけど……。Aさん,売店に寄っておやつ見て行かれますか?
⑩うん,そうする。○○のコーヒー牛乳は牛乳が多いのよ。(笑顔)	⑪特定メーカーのコーヒー牛乳が好きなのか。	⑫Aさんは○○のが良いんですか。
⑬昔っからそう。	⑭現実的な会話になってきたな。	⑮そんなに良いんですか。今度私も買ってみようかな。
⑯そうしたらいいわ。		

を表現しつつ相手の意向を確認した場面の例である。

いきなり自分に生じた感情を表現するといっても実際には難しい。率直に表現しても比較的安全な「驚き」「困惑」「疑問」などの感情を早めに察知するように心がけて,相手に投げ返すところから試してみても良いだろう[7]。

問題指向型の看護過程 (Problem Oriented System：POS)

人間関係に注目したペプロウの看護過程のモデルに対して,「問題の解決」に注目した看護過程も発展してきた。わが国においては看護過程というと「問題指向型の看護過程」を指す場合が多い。問題指向型の看護過程は**図5**のように5段階（再アセスメントを含めると6段階）で構成される。

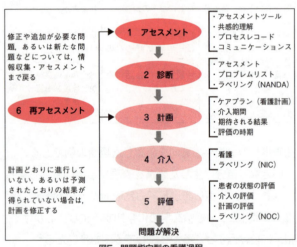

図5　問題指向型の看護過程

実際には，**図6**のように，日々のかかわり自体が小さな看護過程になっており，「アセスメント→診断→計画→介入→評価・再アセスメント」をくり返しながら，大きな流れの看護過程を形成していく（p.118「日々のかかわりの評価」を参照）。

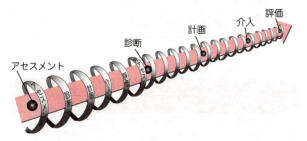

図6 看護過程

アセスメント

アセスメントのための正確な情報を集めるためには、次のことをしなければならない[9]。また本書では、以下の項目の詳細について随所で触れているので、併せて確認するとよいだろう。

①うまくコミュニケーションをとる：コミュニケーションスキル（p.33「コミュニケーションスキル」を参照）
②相手の話を注意深く聴く：積極的傾聴（p.35「積極的傾聴」を参照）
③系統的に（手順よく計画的）観察する：アセスメントツール（p.50「アセスメントツールの活用（データベース）」を参照）
④身体診察をする：フィジカルアセスメント
⑤データを解釈する：アセスメントの視点（p.54「アセスメントの方法と視点」を参照）
⑥データを検証する：評価（p.118「日々のかかわりの評価」を参照）

アセスメントツールの活用（データベース）

表3 各看護理論にもとづくアセスメント領域

ヘンダーソン	オレム	ロイ
ニード論	セルフケア論	適応論
1. 正常な呼吸 2. 適切な飲食 3. 排泄 4. 適切な姿勢の保持 5. 睡眠・休息 6. 適切な衣類の選択と着脱 7. 体温 8. 身体の清潔 9. 環境のさまざまな危険因子を避け，他人を障害しないようにする 10. 感情・欲求・恐怖や不安などを表現して他者とコミュニケーションをもつ 11. 自分の信仰に従って礼拝する 12. 達成感をもたらすような仕事をする 13. 遊びやレクリエーションに参加する 14. 正常な発達および健康を導くような学習をし，発見をし，あるいは好奇心を満足させる	1. 空気 2. 水 3. 食物 4. 排泄 5. 活動と休息 6. 孤独と社会的相互作用 7. 危険の予防 8. 人間の機能の増進	Ⅰ. 生理的様式 　1. 酸素化 　2. 栄養 　3. 排泄 　4. 活動と休息 　5. 保護 　6. 感覚 　7. 体液と電解質 　8. 神経学的機能 　9. 内分泌機能 Ⅱ. 自己概念様式 　1. 身体的自己 　2. 人格的自己 Ⅲ. 役割機能様式 　1. 役割移行 　2. 役割距離 　3. 役割葛藤 　4. 役割失敗 Ⅳ. 相互依存様式 　1. 養育行動の相互作用の非効果 　2. 1人でいることと，他者と関係することの非効果的パターン 　3. 分離不安 　4. 孤独

1 患者と互いに知りあい関係を築いていきましょう！

NANDA	ゴードン	松木	ANA
分類法Ⅱ領域	機能的健康パターン	生活行動様式	アセスメント因子
1. ヘルスプロモーション 2. 栄養 3. 排泄と交換 4. 活動/休息 5. 知覚/認知 6. 自己知覚 7. 役割関係 8. セクシュアリティ 9. コーピング/ストレス耐性 10. 生活原理 11. 安全/防御 12. 安楽 13. 成長/発達	1. 健康知覚・健康管理 2. 栄養・代謝 3. 排泄 4. 活動・運動 5. 睡眠・休息 6. 認知・知覚 7. 自己知覚・自己概念 8. 役割・関係 9. セクシュアリティ・生殖 10. コーピング・ストレス耐性 11. 価値・信念	Ⅰ. 生理的 1. 呼吸・循環・体温調節 2. 栄養・代謝 3. 排泄 4. 活動・休息 5. 皮膚・粘膜の保全 6. 性・生殖 7. 感覚・知覚・伝達 Ⅱ. 精神的・社会的 1. 自己像・自己実現 2. 健康認識・健康管理 3. 役割・関係	1. 成長と発達 2. 生物物理学的状態 3. 情緒的状態 4. 文化的・宗教的・社会経済的背景 5. 日常生活行動 6. ものごとへの対処の仕方のパターン 7. 人間関係のパターン 8. 健康認識 9. 健康目標 10. 環境(物理的・社会的・情緒的・生態学的) 11. 利用可能な人的・物的資源

松木光子ほか編小笠原知枝著『看護理論―理論と実践のリンケージ』[10]より引用

　アセスメントツールとは，情報を漏れなく集める（スクリーニング）ためのツールである。系統的に情報を集めるには，看護理論（人を理解するための切り口）にもとづいて作られた（あるいは自分でつくった）基本情報アセスメント用紙（データベースシート）を用いるとわ

かりやすい。代表的な看護理論にもとづく基本情報アセスメントの枠組み[10]を**表3**に示すので参考にしてほしい。

表3からもわかるように，どの理論を用いたとしてもアセスメントする項目は，身体的，心理的および社会的要素からなっている(**図7**)。

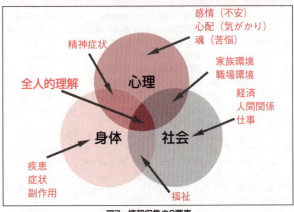

図7 情報収集の3要素

看護のアセスメントおよび診断のためには，これら3要素のすべての情報が必要となる。

コラム

看護過程

看護過程とは何か。まるで各流派の秘伝の技ででもあるかのように伝授され，またその伝授されたとおりに使わなければならないと考える人がいる。しかし，本当は秘伝の技でもなんでもない。問題解決の方法として「情報を集める→分析する→診断する→計画する→実施する→評価する」という流れはどの分野でも行っていることである。看護過程は難しいという学生が多いが，間違いである。看護過程は何も難しくない。解決すべき(患者が抱えている)問題が難しいのである。

引用・参考文献

1) Ray L. Birdwhistell,Kinesics and Context:Essays on Body Motion Communication.University of Pennsylvania Press, 1970.
2) M.F.ヴァーガス(石丸正訳):非言語コミュニケーション. 新潮社, 1987.
3) P.エクマン, W.V.フリーセン(工藤力訳):表情分析入門―表情に隠された意味をさぐる. 誠信書房, 1987.
4) H.E.ペプロウ(小林富美栄ほか訳):人間関係の看護論―精神力学的看護の概念枠. 医学書院, 1973.
5) I.J.オーランド(池田明子, 野田道子訳):看護過程の教育訓練―評価的研究の試み. 現代社, 1977.
6) E.ウィーデンバック(都留伸子訳):臨床実習指導の本質―看護学生援助の技術. 現代社, 1972.
7) 宮本真巳:感情を『読み書き』する力―エモーショナル・リテラシー, 自己一致, 異和感の対自化. 精神科看護, 32(9), P18-27, 2005.
8) 平木典子:改訂版アサーション・トレーニング―さわやかな〈自己表現〉のために. 日本・精神技術研究所, 2009.
9) L.J. カルペニート=モイエ(藤崎郁, 山勢博彰訳):看護過程・看護診断入門―概念マップと看護計画の作成. 医学書院, 2007.
10) 松木光子ほか編, 小笠原知枝著:看護理論―理論と実践のリンケージ. ヌーヴェルヒロカワ, P.148 - 149, 2006.
11) P. W. ヒッケイ(兼松百合子, 数間恵子訳):看護過程ハンドブック 増補版. 医学書院, 1999.

アセスメントの方法と視点

患者と関係を築きはじめ，少しずつ患者のことがわかってきたら，徐々に患者とともに目標を明確にして計画を立てる。

1で紹介したアセスメントツール（データベース）は，患者の全体に目を向けて，情報をまんべんなくとらえるための助けになる。しかし，精神看護学実習では，そこから先のアセスメントで困る人が圧倒的に多い。ここでは，学生がつまずきやすい部分，迷いやすい部分に特に焦点をあてて，アセスメントのヒントを紹介する。

情報の意味を考える

まず，それぞれの情報の意味を考えていく。実習指導者や教員から「これの意味は？」といわれて困っている人は，次の3つを試みてみよう。

1．解釈

生じている現象が何であるのかを解釈する。患者の言動の意味を文脈から解釈する，生じている現象を専門知識から解釈するといった具合に。

たとえば，**図8**のように，患者の一見不思議な動作も，解釈をして専門用語に言い換えると意味を持ちはじめる。

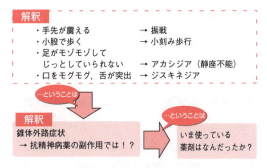

図8　情報の解釈

ただし，主観的・一方的な決めつけになってしまわないよう，注意が必要である。

たとえば，同じことを何度もたずねてくるからといって「認知症である」と判断するには，解釈するための情報が少なすぎる。図9のように，その人は，ただ気になってしょうがないだけかもしれない。そのときの情報だけでは決められない場合も多い。その場合は，決めつけずに複数の可能性をあげ，そのほかにどういう情報があれば解釈できそうかを考えてみる。ほかの情報を探索し

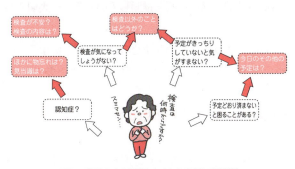

図9　「同じことを何度もたずねる患者」の解釈例

ていく作業（図9のピンクのふきだし部分）は，次に述べる分析の作業へとつながっていく。

2. 分析

とらえた現象の原因を分析し，その程度や範囲などを考える。

たとえば，患者に発熱があったとき，その原因として考えられること（感染，脱水，悪性症候群など）をあげ，それらを示唆する情報があるかどうか（血液データ，水分出納，服薬状況など）を確認する。そして，体温の高さや，そのほかのデータから現象の程度と対処を検討する。

3. 推測・予測

たとえば，「76歳男性」という情報から，加齢による身体的変化を予測したり，地域や家族内での役割や課題を推測したりする。また，言語的に訴えを発することのできない患者などの場合は，しぐさや表情から，混乱の度合いや体調，感情などを推測していくことも大切である。

ただし，これも一方的な決めつけにならないよう，ほかの可能性はないか，検討をしていくことが必要である。

「何がどの程度異常・逸脱なのか？」を考える

外科・内科などの身体科では，バイタルサインや血液データの値，排液の性状など，異常を示す指標がはっきりしていることが多い。そのため，精神科での実習にき

て，情報の意味を考える際に，どこから異常・逸脱ととらえてよいのかと迷う人がたくさんいる。

しかし，これは非常に大切な問いである。精神科において「異常・逸脱」というのは，周囲の環境との兼ねあいが大きく，「ここまでが正常」「ここからが異常・逸脱」と一概に線引きできないことのほうが多いのである。

そこで，アセスメントをするときには，まず，3つの比較を手がかりにするとよいだろう。

❶**正常値／評価指標との比較**
❷**その人のこれまでの生活・経過との比較**
❸**一般通念との比較（TPOに沿っているか，その状況下での反応として了解可能かなど）**

ただし，これらの比較をすると同時に，以下のような視点から自問し，振り返りをしていくことも大切である。

❹**誰の基準での異常・逸脱か**

❶～❷で異常・逸脱ととらえられたことは，誰の基準での異常・逸脱なのだろうか。自分の基準で決めつけていないか。

たとえば，週1回入浴する患者に対して，あなたが「この人は清潔セルフケアが不足している」と解釈したとしよう。そのとき，まず，"毎日入浴をするのがあたりまえ"という自分の基準で決めていないだろうか，と自分の判断を振り返って考えてみるのである。週1回入浴しているという現状は，その人のこれまでの経過と比べて大きく異なる状態だろうか？　誰か困っている（または，これから困ることになるような）ことだろうか？　それを次に考える必要がある。

❺その人や周囲の人にとってどう問題なのか

 ❶～❷で異常・逸脱ととらえられたことは，誰にとってどう問題になることなのか。誰が困ることなのだろうか。

 たとえば，パンツを時々5枚以上重ねてはいている慢性期の統合失調症患者がいた。その人は普段はそのようなことはせず，また，5枚以上のパンツを重ね着することは一般的でもない。しかし，時々そうすることで患者は満足感を得ており，またそのことで周囲の誰かが困るわけでもなかった。そのような場合には，パンツの重ね着自体を「異常」として問題視する必要はないのである。

患者のストレングスを考える

 ストレングスstrengthとは，英語のstrong（強い）の名詞形で，「力」や「強み」を意味する。アセスメントでは，患者の症状・異常・逸脱を捉えるだけではなく，ストレングスを捉える。

 ストレングスのタイプには，①個人の性格，②才能・技能，③環境のストレングス，④関心・願望（動機づけを支えるストレングス）があると言われている[1]。本人の「強み」「できること」「長所」「才能」だけでなく，その人の環境（身の回り，家族，職場，地域など）に活用できる資源があるか，何に関心を寄せるか，どんなことが好きか，などを捉えることで，その人のもてる力や健康的な側面が見えてくる。

患者の希望を考える

アセスメントの際に特に大切なことは，患者の希望を考えることである。患者の希望・思いは，看護問題や目標を考える際の出発点ともなる。

アセスメントした症状・異常・逸脱がそのまま患者の問題にはならない。誰しも，普段，自分の欠点・欠陥を克服することだけを目指して生活していないだろう。あなたも何らかの「なりたい自分・看護師像」に向かって，直面する様々な課題に戸惑いながらも実習を頑張って成長しようとしているはずだ。

患者であろうとなかろうと，人は，希望するあり方に向かって，意識的・無意識的に自分を動かしている。その過程で直面する課題が，1人では乗り越えられない（セルフケアできない）ときに，ケアが必要となる。

希望の理解するためのヒントを以下に紹介する

1．本人に尋ねる

患者の希望を理解するには，まず本人に尋ねてみることだ。ただ，どのように聞くかが難しい。自分に置き換えて考えてみよう。最近知り合った人に，いきなり「どうなりたいですか」「何を希望しますか」などと聞かれても答えに困るだろう。タイミングや聞き方，関係性，場面などによっても話せることは違う。患者も同じである。

いろいろな活動や看護を通じて患者と少しずつ知り合い，その人がどのような生活を好むのか，何に関心があり，どんな価値観をもっているのかなどを理解し，折にふれ今の生活やこれからの暮らしの中の希望を尋ねる。

2. 本人に尋ねても思った答えが返ってこない場合

　実習でよくあるのが,「尋ねてみても答えてくれない」,「思ったことと違う答えを返される」ということである。そんなときには,誰しもタイミングや聞き方,関係性などによっても話せることは違う。プロセスレコードを活用して振り返ってみるのも1つだ。

　工夫しても直接聞くのが困難な場合はある。病状によっては検討したり言語化したりすることが難しい場合もある。そのような場合でも,かかわりの中で垣間見える患者の望むあり方や思いを大切にしていく。患者の背景や予測される転帰,患者の非言語的メッセージを大切にし,その人が希望するあり方や過ごし方が何であるかを推測する。また,長い経過を知っている指導者やスタッフ,家族が患者から見聞きしていることで希望の理解につながることがないか検討してみるのも良い。そして,自分の考えや感情を廃して患者の考えや感じ方をで理解する（p.30「共感的理解」を参照）。もし仮に自分がその状況に置かれたらどのように感じるか,患者の立場に立って推測・想像していくことも大切である。

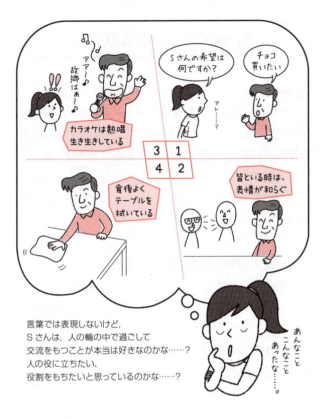

情報の統合と問題の抽出

情報の統合

「情報量の増加＝患者理解の深化」ではない。問題を明確化し，援助していくためには，自分自身の「知識」「感性」「体験」をフル活用して，患者の全体像を描いていく必要がある。アセスメントした情報をつなぎ合わせて全体像を描いていくための方法やヒントを以下に紹介する。

1. 現象の背景にあるものを考える

情報の意味を考えていくだけでなく，現象の背景にあるものをさまざまな方向から考えていくことが大切である。

図10は，統合失調症のTさん（30代）の「あまり活動しようと思わない」という言動の背景にあるものを検

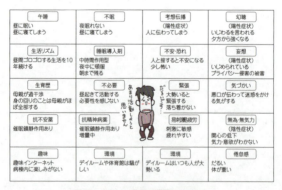

図10　Tさんの発言の背景にあるもの

討した図である。その言動から，単に「活動性が低い」「活動意欲がない」という意味づけをするだけでは，かかわりの方向として「活動性を上げる」ことしか思いつかないだろう。この図のようにさまざまな方向から言動の背景を探ることで，Tさんの全体像や本当のニーズを理解すること，さまざまなかかわりの方向性を検討することにつながるのだ。

2. 情報のつながり方を考える

現象の背景にあるさまざまな要因をみると，因果関係があったり，要因が相互に影響しあったりしているものもある。さまざまな背景にある情報同士のつながり方を考えていく。図11のように「関連図」を使って整理することが有効な場合もある。

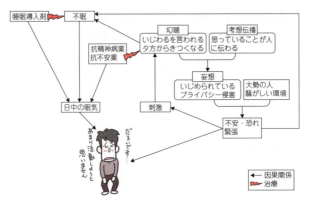

図11　Tさんの発言の背景にあるものの関連（一部のみ抜粋）

3. プラス面とマイナス面とを統合する

　現象の中から単に，できていない部分，障害された部分だけとらえるのは十分ではない。マイナス面ばかり捉えると，「病者」の側面ばかり見て患者の「人」の部分が見えなくなる。そうした捉え方は，患者との関係にも影響する。学生も，もし自分なりに頑張っているのに教員からできない部分ばかり注目され指摘されると苦しくなるだろう。患者-学生間で同じことが起こるのだ。

　患者の生活全体を捉えストレングス（強み），健康的な側面も同時にとらえていくことが大切である（p.58「アセスメントの方法と視点」患者のストレングスを考えるを参照）。症状がありながら生活をする中で患者自身が工夫や対処をしている部分もある。興味・関心の中に患者がいきいきと暮らすヒントがある場合もある。健康的な側面が見えてくると，その人なりのやり方や思いを尊重しながら，具体的にどこを課題として取り組むかが見えてくる。

　図12は，よく転倒する統合失調症のＵさん（70代）の例である。片方のマイナス面だけをみるのではなく，プラス面をあわせてみることで，Ｕさんの課題をより深く理解し，Ｕさんにあったかかわりを検討していくことにつながる。

問題の抽出

　アセスメントすることで病態がいろいろ見えてきたかもしれないが，「症状＝問題」ではない。情報同士のつながりを考えながら，患者とともにどんな課題に取り組ん

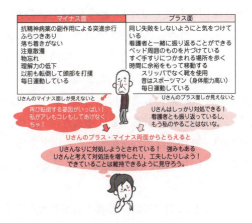

図12 よく転倒するUさんと情報の統合

でいくか整理する。この一連の作業を「診断」とも呼ぶ。

次のことをヒントにして患者とともに取り組んでいく課題を考えてみよう。

1. 患者自身が日常生活のなかで困っていることは何か

看護師側が一方的に決めた「問題」「困りごと」に取り組む（取り組ませる）のではなく，患者の困りごとに沿って，その問題解決にはどうするとよいか，患者とともに考えることが大切である。まずは，患者自身が日常生活の中で困っていることから考える。患者に直接尋ねたり，（尋ねられない場合には）日々の生活を観察したりすることでも理解できる。

2. 患者は何をしたいのか・どうなりたいのか

1と同様に，患者が何をしたいのか，希望するあり方はどのようなものか，ということから問題を考えることも大切である。アセスメントした患者の症状がすべてその人にとっての問題になるとは限らない。その人が希望するあり方に向かって進もうとするときに，どのようなことが障壁・課題となるかを患者とともに考える（p.59「アセスメントの方法と視点」患者の希望を考えるを参照）。

ただし，これについては，患者の病期も考慮する必要がある。たとえば，躁状態の真っただ中にあり，「国家財政の危機をも救えるすごい数式を発見した！」という患者に「何をしたいか」「どうなりたいか」と尋ね，それに沿った看護問題をあげようとするとどういうことになるか，想像してみよう。

しかし，患者の希望を「非現実的である」としてはじめから排除するというのではいけない。いかに調整し，いかに大切に取り入れるかを検討することが必要である（p.73「患者の思いとの調整をする」を参照）。

3. 時間の経過の中に現在の状況を位置づける

現在の患者の状況を時間の経過（これまでの経過，発達段階，疾患の予後，治療の予定，退院後に予定している生活など）の中に位置づけて考えてみる。

現在の状況は，よくなってきているときなのか，悪くなってきているときなのかも考慮する。たとえば，軽躁状態の患者であっても，それが躁状態から落ち着きつつ

あるときと，うつ状態から躁転しつつあるときとでは状況は異なる。

これまでの生活やこれからの予定，病期やライフステージから考えて，取り組む優先順位を考える。

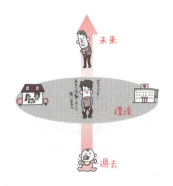

4. 環境の中に患者の状況を位置づける

現在の患者の状況を，環境（社会，地域，家庭，病棟での生活）のなかに位置づけて考えてみる。たとえば，仕事，対人関係，役割，その環境の中で得ている援助などである。

入院前はどのような環境にいたのか，退院後に患者はどのような環境に戻る予定なのか，それらの環境は現在の入院中の環境と何が違うのかを考えてみよう。

入院中は，家族と距離を置き，三度の食事が出て，物やお金の管理もあまりすることもなく，生活範囲は限られ，顔なじみの患者がおり，自分の症状もある程度理解され，困った時にすぐ相談できる人が24時間いる。必要となる「生活の知恵」も病院と地域では違う。

入院環境に順応して長期間がたってしまった患者は，そうした知恵や生活感覚，役割を取り戻すことも課題となる。また，家族との関係や地域での対人関係に課題のあった者は，その課題の再浮上が予想される。

5. 患者はどうなったら退院できるのか

　患者に問題が見当たらないと思ったときには，特にこの問いを検討してみるとよい。患者が入院しているからには，なんらかの理由があるのである。あなたには問題がないように思えるのに，なぜその人は退院していないのか，どうなれば退院ができるのかを考えてみる。

　症状があるから入院が続いている，病識がないから退院できない，というわけではない。症状があっても，病識がなくても，地域で暮らせている人はたくさんいる。受け持ち患者はどういった条件が整っていくと退院に一歩近づくのかを考える。

6. 医学モデルと社会モデルで考える

　医学モデルでは，障害は病気や外傷などの健康状態から直接的に生じるものであると捉える。社会モデルでは，障害は主に社会・環境によって作られた問題と捉える。

　例えば，本当は働きたいが，職場での対人関係がうまくいかず家に引きこもった患者がいたとしよう。対人関係がうまくいかない背景にある疾患等（例：統合失調症，発達障害）にその原因を捉えて治療やリハビリをするのが医学モデルの考え方である。一方で，その人に理解しやすいような仕事の説明でなかったり，その人の才能・能力が活かされず苦手なことばかり要求される仕事内容であったりすることで人間関係のすれ違いが起きていると捉えて，仕事の配置場所や分担内容を変えたり，説明法を変えたりするのが社会モデルの考え方である（**表4**）。

本人の希望するあり方を目指すにあたり障壁となっていることをふまえて2つのモデルで考え，患者自身が取り組む点だけでなく，環境を調整することで患者が乗り越えやすくなる点も検討する。

表4　医学モデルと社会モデルの考え方[2]

	医学モデル	社会モデル
障害とは	身体疾患や身体の変調によって起こる	社会・環境によって起こる
社会適応の手段	治療・リハビリによる	社会・環境の側の改善による
アセスメントケアプラン	問題志向型	目標志向型

コラム

　看護問題（看護診断）を以下のように3つに分類しているものもある。看護問題は，必ずしも悪いことばかりをあげることではないのがよくわかるだろう。「問題」というよりも，患者とともに取り組むべき「課題」と考えてみるとよい。

①リスク型：潜在的な問題。その問題が起こらないよう早期発見や予防のための看護が主な計画内容となる。
②実在型：顕在している問題。すでに起こっている問題を解決する・減らすための看護が主な計画内容となる。
③ウェルネス型：問題ではなく，ある程度できているよい状態の維持・増進に主眼を置く。

長期目標と短期目標

アセスメントし情報を統合していくことで，どのような課題が焦点になりそうか少しずつ見えてきただろう。これとほぼ同時に，患者とともに

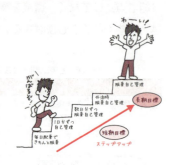

取り組んでいく課題（看護問題）に対して，どのような状態に向かうのが望ましいのか，目標を考え，明確にしていく必要がある。

その際には，長期的な視点から数週間～年単位で取り組む「長期目標」と，数日～数週間単位で取り組む「短期目標」を，患者とともに考え設定する。

患者の希望を考える

問題の抽出をするまでのアセスメントですでに考えているだろうが，目標設定の際に大切なことの1つは，患者の希望を考えることである（p.59「アセスメントの方法と視点」患者の希望を考えるを参照）。

患者はいまの生活をどう思っており，どうしたいか。退院してどのような場所でどのような生活を望んでいるか。家族や周囲の人とどのような付きあいをしていきたいかなど，さまざまな次元の希望が目標を考える際に大切になる。

実現的到達点を考える

目標はその人に合った内容で，かつ，実現可能なものである必要がある。そのためには，これまでのアセスメントに基づいた専門的な視点からの評価や調整も重要である。

1. 病期・病状を考慮する

その目標は現段階で取り組むことが適切な目標だろうか。まだ急性期症状が活発にあり休息が大切な時期に，退院に向けた日常生活能力の拡大を最初の短期目標に掲げていないだろうか。

2. 背景を考慮する

患者のこれまでの生活，ライフステージ，期待される回復レベルや退院後の生活を考慮して実現可能な目標を立てているだろうか。患者は入院前にはどのような生活を送っていたのだろうか。入院前の生活から考えて，高すぎる目標を設定していないだろうか。

3. 患者のもっているエネルギーを評価する

ほどよい高さの，実現可能な目標を立てるには，患者の「いま現在もっているエネルギー」や「もてる力」を評価することが必要不可欠である。

ここで**図13**のようなダムの図を使って考えてみるとわかりやすい。これは，患者がどのくらいのストレスに耐えられるかを理解するときによく用いられる模式図である。ダムに入り込む水はストレスを，ダムの堤防はス

トレスに対する抵抗力やエネルギーをあらわしている。堤防の高さを高める（エネルギーや対処力を高める），流れ込む水を減らす（自己や環境からのストレスを減らす），水の量を下げていく（いま，たまっているストレスを減らす／和らげる）ような働きかけをするのが治療や看護ということになる。

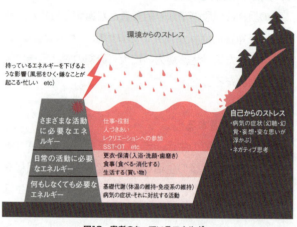

図13　患者のもっているエネルギー

　受け持ち患者の堤防の高さは現在どのくらいだろうか。ダムの水位は決壊するまでに，どのくらいの余裕があるのだろうか。治療や看護によって，堤防の高さをどのくらい高められると予測できるか。つまり，その人が「どれくらいの負荷に耐えられるか」を評価するのである。

患者とともに考える

　何より目標を設定するときに大切なのは,「患者とともに考える」ということである。現実的到達点と患者の希望するあり方にズレはないだろうか？　現実的到達点ばかり考えて,希望するあり方や本人の思いからかけはなれた目標を一方的に設定してしまうと,患者側は嫌になってしまう。実行するのはあくまでも患者である。いまの段階では何を目標にしてとりかかることがよいか,患者が希望するあり方を実現するために何ができればよいか,一緒に考えていく。

1. 患者の思いとの調整をする

　場合によっては,患者にとっても納得して取り組むことのできる現実的な目標になるよう,「患者の思い」との調整が必要になる。

　たとえば,ある統合失調症の40代の患者は,歌手になることを希望していた。退院に向けた外泊のたびにカラオケ店に入り浸り,いつも疲れ果てて病院に戻るのだが,その後,数日は不眠や幻聴がひどくなっていた。単純にその希望に沿った計画をあげるのならば,「オーデ

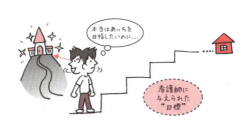

ィションに受かるため」に,「ボイストレーニング」や「願書の提出」が計画に入ることになる。しかし,カラオケばかりで疲れ果て,病状が悪くなるような生活では,大好きな歌を楽しみ続けることさえできない。「歌手になりたい」という思いを実現するためにも,まず生活のリズムを整えたり,ほどよい活動量を見つけたりするなどする必要性があることや,そのための方策を一緒に話しあっていくことが大切だ。

　ただし,患者の思いとの調整といっても,患者の希望を「非現実的である」として現実的な目標を受け入れ(させ)るよう説得する,というかたちになっていないか注意が必要だ。患者がそのように考えるにいたった背景を大切にしていこう(この歌手になりたかった患者の場合,就職への憧れや焦りがあったと考えられる。必要なのはその思いへの寄り添いやケアである)。

2. 患者と話しあうのが難しい場合

　病状により,話しあいながら目標を設定していくのが難しい場合もある。うつ状態で言語的なコミュニケーションが難しい場合や,認知機能障害のために検討自体が難しい場合などがそれにあたる。しかし,そのような場合でも,かかわりの中で垣間見える患者の思いや価値観を大切にしていく。

　また,実習期間が限られるため,話し合うよりも先に目標を立ててしまう場合もあるだろう。その場合も,折にふれて希望するあり方や実現するための目標設定について振り返ったり,学生のかかわりについての患者の思

いを確認したりする。

　話し合わずして目標を掲げた場合は，あくまでも学生側の推測にもとづく目標設定であるため，そのつど，かかわったときの患者の反応から，その目標が適切なのかを振り返ることが求められる。

　そして，もっとも気をつけねばならないのは，"患者にはまだ精神症状があるから，一緒に話し合うことができないだろう"と無意識に決め付けてしまうことである。そこにあるのは，「患者だから」「精神障害だから」という先入観だ。「話し合うのが難しい」と思った時は，まず，どうしてそう思ったのか，話し合いを試してからそう思ったのか，どんなふうに話し合いを持とうとしたのか，など，指導者や教員にも協力してもらいながら点検すると良い。

3. 生命の維持・安全が最優先の場合

　実習で受け持ちになることはほとんどないが，患者の生命の維持・身体の安全を守ることが緊急・最優先にある場合もある。そのような場合には，いったん，患者の希望実現よりも患者の安全が守られることを最優先目標に設定する。ただし，その場合にも，患者の反応や言動には常に注意を払い，患者の思いや希望は大切にし，可能なかぎり看護計画に活かしていく。その状況を脱して患者の状態が落ち着いてきたら，少しずつ患者と目標をともに考え，共有していく。

目標の高さを考える

目標は高すぎても，低すぎてもよくない。めざすあり方へ向けてどのような一歩を踏んでいくか，目標への階段の幅（期間）と高さ（目標の高さ）を考えていくことが必要である。

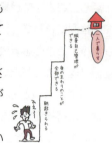

高すぎる目標を設定すると，いまの状況では無理な課題を患者が押しつけられることにつながり，嫌になってしまったり，余計な負荷をかけて具合が悪くなる場合がある。そして，看護師も「患者がなかなか取り組んでくれない」とイライラしてしまうのである。

逆に，その人のもてる力を過小評価し，低すぎる目標を設定すると，その人のめざす目標に到達することができない。

実習で陥りやすいのは，高すぎる目標を掲げてしまうことである。自分の実習期間に何かを成しとげようとして，無理な目標をあげていないか，目標を立てたら点検してみよう。

また，設定した目標に向かって計画を実施してみたうえで，目標の内容や高さが適切であったか，患者とともに振り返って点検したり，それが難しい場合は患者の反応から検討したりして，目標の修正をしていくことも大切である。

立てた看護計画の記録

　立てた計画は記録に書いていこう。記録に書くというのは，自分の学習や思考の整理のためだけにするものではない。将来，ほかのスタッフとともにチームで看護をしていくには，受け持ち患者とともにどのような状態をめざし，そのために何に取り組んでいくのか，何を観察するのか，ほかの人にも伝えていく力を養っていくことが必要となる。計画の記録はそのための練習でもあるのだ。最後に，計画を記録していくときの注意点をまとめる。

看護問題（看護診断）を記録するときの注意点

❶最初にあげた問題は"仮のもの"くらいの気持ちでいること

　実習ではじめから，その患者にぴったりの問題をあげることが求められているわけではない。大切なのは，患者により適した看護問題へと修正していくことだ。

❷問題の焦点・優先順位がほかの人に伝わる表現

　誤解を招く表現になっていないか，確認する。また，複数の問題を立てたときには優先順位も書いておく。

コラム

　看護問題がいくつかあがったとき，優先順位をつけて番号をふるが，その前によく「#」がついている。この#は番号記号（number sign）である。つまり，「#1」「#2」というのは，「ナンバー1」「ナンバー2」をあらわしている。

---

② 患者とともに患者の目標を明確にし，計画を立てましょう！

❸1つの問題に複数の問題を含めない

たとえば、「#1不眠・不安」と2つの問題を1つの問題としてあげてしまう人がいる。両方がつながりあっているためにあげたのだろうが、1つの問題として複数の内容を含めてしまうと、問題の焦点がわかりにくくなる。

❹悪いところをあげるだけが看護問題ではない

現在のよい状態やできている部分を維持、あるいは現在の状態からより高いレベルに向かうために患者とともに取り組む課題も看護問題となりうる（p.69「問題の抽出」コラムを参照）。

目標を記録するときの注意点

❶主語は患者

立てたのは患者の計画であったはずだ。"自分の"計画になってしまっていないか、点検しよう。

❷ほかの人にも了解可能でかつ評価可能であること

計画は自分だけがわかっていてもほかの人に伝わらなければ意味がない。評価の基準がわかるかたちで提示されているか、誤解を与える表現になっていないか、確認してみよう。

❸1つの文の中に複数の内容を入れない

1つの目標の中に複数の内容が含まれていると、何に焦点をあてているのかが伝わりにくくなっていたり、その目標が達成できているかの評価がしにくくなる。

❹評価の時期・期限を定めること

実習記録に書くときには「退院時まで」や「○○日まで」など、具体的に期限を設定・記述すること。

❺具体的かつ現実的であること

 抽象的な記述の場合，人によって受けとり方が異なるので注意が必要である。たとえば「患者が病識をもつ」ことを目標にあげる人がいるが，「病識をもつ」が"その患者の場合"どのような状態のことなのかわかりづらい。

計画を記録するときの注意点

❶具体的であること

 目標と同様の理由で，計画も具体的に書くこと。しかし，計画の言語化が難しいという人も多い。そのときには，まず，すでに自分が毎日行っている援助や配慮，観察点などを書き出してみる。

❷読んだほかの人にも伝わること

 もし自分がいないときに，誰かほかの人に患者の援助を頼むと仮定して，いま書いている記録をもとにあなたの想定する援助がはたしてほかの人にも可能だろうか，と考えてみるとよい。

❸患者の個別性が考慮されていること

 たとえば「入浴時に声かけをする」と言っても，単に声をかければよいのではなく，声かけの仕方，タイミングを工夫したほうがよい場合が多い。その「患者用の工夫点」こそが，個別性をふまえた具体策である。

❹最初から完璧な計画が求められているわけではない

 はじめから個別的でわかりやすい具体策が，たくさん思いつくわけではない。実践しながら修正したり追加したりしていけばよい。むしろ，あとで修正するつもりで書いていこう。教員や実習指導者から修正のアドバイス

や赤ペン書き込みをもらったからといって，否定的にとらえる必要はない。

引用・参考文献

1) Rapp,C.A.&Goscha,R.J.／田中英樹監訳(2008)：『ストレングスモデル――精神障害者のためのケースマネジメント』第2版, 金剛出版.
2) 諏訪さゆり：ICFの視点を活かしたケアプラン実践ガイド. 日総研, p.22, 2007.
3) 松崎有子ほか：看護過程の展開に沿った実習記録の書き方 改定・増補版. 医学芸術社, 2009.
4) 阿保順子：精神科看護の方法―患者理解と実践の手がかり. 医学書院, 1995.
5) 田中美恵子編：精神看護学―学生 - 患者のストーリーで綴る実習展開. 医歯薬出版, 2001.

介入とは

看護介入に含まれる3つの活動

アメリカ看護協会（ANA）の定義によると「看護とは実在または潜在する健康問題に対する人間の反応を診断し治療することである」（Nursing is the diagnosis and treatment of human responses to actual or potential health problems.）（ANA, 1980）[1]*1。ここでいう「治療」と「看護介入」は同義である。診断とは，患者をアセスメントし看護問題を探し出すことである。では，治療（看護）とは何か。看護介入の定義を見ると，「看護介入とは，患者に利するように看護師が遂行する，すべての直接的なケア治療」のことである。これらの治療には，看護診断に由来する「看護師主導型治療」と医学診断に由来する「医師主導型治療」および「自分では行えない患者の日常生活に必須の機能に対応する活動」が含まれるとある[1]。つまり，看護介入には次の3種類の活動が含まれることになる。

1. 看護学的治療

看護とは，環境を整えて自然治癒力を高めることである。患者が自立して生活を送れるようにするために，さまざまな援助を行うことが看護学的治療である*2。その中でも特に大切なのが，「環境」を整えることである。ここでいう環境とは，単に身の回り（入院患者であればベッド周辺や病室）のことではない。患者周辺の物理的，

心理的，社会的環境を指す。また，整えるためにすることは，手助けをする，代わりに行うことだけではない。見守る，励ます，制限するということも整えることに含まれる。

看護学的治療が治療として成り立っているかを評価（確認）するためには，その介入の結果，患者が強くなるのか弱くなるのかを考えればよい。患者によかれと思って行った介入であっても，中長期的に患者を弱らせる（自立する力を失わせる）ならば間違った介入であるといえる。

また，もう1つ重要な環境がある。それは「あなた自身」である。「看護師 - 患者関係」そのものが看護過程であるということは，看護師の存在そのものが治療的環境であるといえる。看護師とかかわることそのものが刺激（ストレス）となり，患者の力を引き出すこともあれば，力を消耗させることも，そして力を奪うこともある。患者とのかかわり方（物理的距離・心理的距離）にも注意が必要である。

2. 医学的治療（共同問題）

看護の活動の中心は看護学的治療であるが，医学的治療に関係することも多い。たとえば与薬およびその効果の観察などである。

3. 日常生活の援助

看護学的治療と狭義の日常生活の援助は同じではない。日常生活の援助とは患者が実施できない日常生活行

動(ADL)を一時的に手助け，あるいは代わりに行うことである。ちなみに，ADLの拡大をはかるような援助は看護学的治療である。その意味では，「セルフケアへの援助」という表現を用いることもある。看護学的治療としてのセルフケアの援助も含めて広義に「日常生活の援助」という場合もある。

＊1：最新の声明では表現が異なっているが，あえて明快な表現である1980年のものを掲載した。
＊2：ここでいう自立とは「1人で何かを行う」という意味ではない。入院患者であれば，入院生活から自立して（すなわち退院して）という意味である。退院後も疾患とつきあうためにさまざまな援助を必要とする患者も少なくない。

コラム

環境整備

学生の中には「環境整備をしてきます」と言って，患者のベッド周辺の整理整頓をしている人はいないだろうか。それ自体悪いことではないが，そのことが患者の自然治癒力を引き出す治療になっているかどうかを考えてもらいたい。本当の意味の環境整備とは，**図14**で示したように，患者に降り注ぐ雨や雷を適度にコントロールすることである。

3 患者が計画を実行するのを援助しましょう！

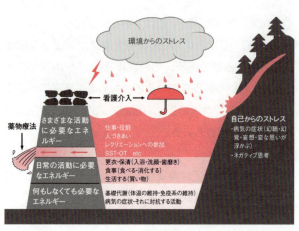

図14　環境調整

病期や治療の段階にあわせたかかわり

介入していくにも，適切な時期に行うことが大切である。逆に，時期によってかかわりを調節することも大切である。患者がいまどのような病期にあるのか，そのために何をめざした治療がなされているのかを理解することが必要である。

病気の経過

受け持ち患者の病期を理解するために，病気の経過を知っておくことは重要である。たとえば，統合失調症では一般的に，次のような経過をたどる。ただし，これは1回の病気のエピソードを示したものであり，人によって，行きつ戻りつの経過であったり，状態や回復のスピードに違いがあったりする。

❶急性期

覚醒しすぎた状態になって眠れないだけでなく，興奮，混乱，幻覚，妄想など陽性症状が活発に見られる。

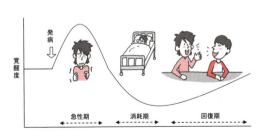

図15　統合失調症の経過[2)]

❷消耗期

急性期で脳が疲弊した影響で覚醒度が低く、疲れやすい。意欲や活動性の低下など、陰性症状が目立つ。

❸回復期

陰性症状が残存することもあるが、健康な部分が増え、徐々に活動範囲が広がっていく。ただし、ストレスにはまだ敏感である。

❹慢性期

上記の病期に加え、症状の持続や再発のくり返しで生活能力が低下し、陰性症状が目立っていたり、陽性症状が固定化していたりする。こうした慢性期の患者にも実習ではよく出会う。

病期にあわせたかかわり

統合失調症以外の疾患においても、いまが急性期にあるのか、それとも症状が徐々に落ち着き、生活を立て直す回復期にあるのかによってかかわりが異なる。

疾患による違いはあるものの、ごく大まかには次のような点がかかわりにおいて大切である。

❶急性期、消耗期

- ストレスや刺激を減らし、静かな環境の中で精神状態の回復をはかる。
- 症状、自傷行為やセルフケアの不足などによる身体状態の回復をはかる。
- 薬物療法による症状の減少と副作用をチェックする。
- 患者がセルフケアをしやすくなるような静かな環境を提供する。

- 十分な休息がとれるよう環境を調整する。

❸回復期
- どの程度不安定さが残っており、どの程度安定しているか、精神状態をアセスメントする。
- 患者の変化やセルフケアの維持を見守る。
- 退院後どのような生活を送りたいか、患者や家族とともに考える。
- 患者とともに、患者の関心のあることから少しずつ退院後の具体的な生活のペースを考える。
- 退院後の生活を意識しながら、どのようなセルフケアができればよいのか患者とともに考え、患者がセルフケアを実行していけるよう援助する（試験外泊・外出の機会なども活かすとよい）。

❸慢性期
- どの程度不安定さが残っており、どの程度安定しているか、精神状態をアセスメントする。
- 持続している症状と再燃の前駆症状とを区別する。
- 低下しているセルフケアの援助と調整を行う。
- 健康な部分を維持したり、増進したりする。
- どのような状態になれば退院できるのか、どのような調整やサポートがあると退院できるのか、患者や家族、医療スタッフとともに考える。
- 退院後の生活を意識しながら、どのようなセルフケアができればよいのか、患者とともに考え、患者が最大限のセルフケアを実行していけるよう援助する。

基本的には患者の病期にあわせて，一時的に本人がコントロールできなくなった部分を医療者や家族などがコントロールするが，徐々に本人がコントロールを回復できるよう援助していく。学生の実習中も，医療チームのなかで行っていることに留意し，患者がいまどのような病期にあり，いま医療者や患者が何をめざしているのかを理解したうえでかかわっていくことが重要である。

物理的距離と心理的距離

　看護をするうえで重要となるのが距離のとり方である。近すぎてもいけないし遠すぎてもいけない。また，適切な距離は常に変化しており，病期やその日の患者の状態によっても変化する。最適な距離感は経験から身につけるしかないが，ヒントをいくつか紹介しておく。距離に関して注意すべきは「パーソナルスペース」と「なわばり」である。

パーソナルスペース

　パーソナルスペースに関しては，E.T.ホールの研究が役に立つ[3]。ただし，この研究は中産階級のアメリカ人の話である。パーソナルスペースは文化や環境によって多少変化するため，日本人の場合には若干のズレがあるかもしれない。

　ホールによると，「個体距離（近接相）」以内への侵入は特に親しい間柄（親子，夫婦）に限られており，他者がこの距離に近づく場合は注意が必要になる。「個体距離（遠方相）」は，腕を伸ばせば届く距離で，個人的なことを話すことのできる距離である。臨床で問題となるのはこれら「個体距離（近接相・遠方相）」と「社会距離（近接相・遠方相）」の4相であろう。ホールの研究をもとに看護の場面での距離の使い方を**表5**に示した。

　表5に示したように，「物理的距離」と「心理的距離」は基本的には対応している。また，その距離内に進入す

る人との関係によっても変わる。しかし，医療者は心理的距離とは無関係に患者と物理的距離が接近する場合がある。身体的な看護を行うために患者の密接距離に踏み込むことも多い。そのため，心理的な距離感に誤解が生じることもある。

物理的距離と心理的距離に関して，もう1つ重要なファクターがある。心理的なストレスを与える物理的距離内にとどまる時間である。少しの時間であれば楽しいと感じる他者でも，長時間一緒にいると居心地が悪くなることはないだろうか。これは，他者が社会距離より近い範囲にとどまっていると，その相手に対してなんらかの関心を払わなければならず，そのために消費されるエネルギーの総量が時間とともに増加するからである。疲れているときに他者と会いたくないのもこのためである。

表5 パーソナルスペース

	密接距離		個体距離		社会距離		公衆距離	
	近接相	遠方相	近接相	遠方相	近接相	遠方相	近接相	遠方相
距離(m)	～0.15	0.15～0.46	0.46～0.76	0.76～1.22	1.22～2.13	2.13～3.66	3.66～7.62	7.62～
	身体的な看護介入。	通常はこの距離には留まらない。	通常はこの距離には留まらない。	個人的な話や比較的重い話のとき。小声で会話できる。	事務的な話や対立するとき。威圧的に見える。	患者とは関係がないように見える(観察できる)。	2者間の関係では用いない。	2者間の関係では用いない。

なわばり

「なわばり」とはその人が「自分のものであると思っている場所」のことである。なんらかのしるしがしてある場合もあるが、していない場合もある。たとえば、患者の部屋のベッドサイドにある椅子はまず間違いなく患者のなわばりの中である。デイルームになわばりを持っている患者もいるだろう。基本的に、なわばりの中に進入する際には、なわばりの主に断りを入れなければならない。

座り方

パーソナルスペースと視線を考慮して、患者に対してどのような位置に座ればよいかを考えながら、座り方を使い分けるとよい。一般的に、2人で座る場合には次の5パターンの可能性がある[4]。

❶隣り合わせに座る

「一緒にいる」という存在感が大きくなる。相手の顔が見えないからである。

❷机を前にして隣り合わせに座る

「一緒になにかをする」感じになる。視線は同じ方向を見ている。

❸机を挟んで対角線上に座る

相手との間に多少の距離があり、視線を合わせやすいが常に合うわけでもない。「実務的な話」や「現実的な会話」に向いている。

❹机を挟んで対面に座る

「対決」や「指導的」な印象になる。常に視線が合って

しまう。

❺机を挟まずに対面に座る

「雑談」や「交渉」向きである。机がある場合に比べて間にバリケードがない分，心理的な距離は近づく。

机の大きさで互いの距離を調節できる。基本的には小さめの机を使うのがよいだろう。幅が1mもある机を使って❹のように向かいあったとすると，患者との距離は「社会距離（近接相）」**(表5)** になるので，それだけでかなり事務的な印象を与えたり，対決姿勢になったりするかもしれない。逆に，❷のように患者の隣に座る場合は「個体距離」まで近づくことになるので，患者との心理的距離感に注意が必要である。

コラム
ベッドに座るとどうなるか

読者の中にはまさか患者のベッドに座る人はいないと思う。他者の家に行った場合はどうだろうか。誰のベッドなら座るだろうか。家族，夫婦や恋人は許されるだろう。では，友人はどうだろうか。ある女子学生が，男性の患者と並んでベッドに座って会話していたことがあった。もし，あなたが誰か（異性）とベッドに並んで座っているとしたら，どう感じるだろうか。同じ距離，同じ座り方であっても，どこに座るかも重要なファクターである。ちなみに，その女子学生が患者にどのように誤解されたかは言うまでもない。

セルフケアへの援助

精神疾患はその症状の性質から，患者が行動を自分で決定していくことを難しくさせてしまうことがある。しかし，自分の暮らしを主体的に自分で決めながら生活を行うことで，症状の再燃や長期入院を防ぐことにもつながる。セルフケア行動の改善は自我機能の改善と相互補完的に作用するという。だからこそ，単に患者の日常生活の援助をするのではなく，患者がセルフケア能力の獲得へ向けて援助していくことが非常に重要である。

基本的な考え方

オレムの看護理論を精神科臨床の特徴をふまえて修正したアンダーウッドは，セルフケアを「個人の健康，安寧を維持するための自己決定を前提とした意図的な行動」と定義し，看護は患者の自己決定能力およびセルフケア行動に働きかけることが目標である，としている[5]。

セルフケア行動には，①どのようなセルフケアを行うのかを決定すること（自己決定），②決断したセルフケア活動を実施し継続すること，という2つの側面がある。この2つの側面をふまえておくと，セルフケア援助行為を理解しやすい。それは以下のようなものである[6]。

❶その人に代わって行動する

セルフケア能力が低く，選択・決定ができない人に対して用いる代理行為。ただし，これには依存や退行のアセスメントも必要である。

❷方向づけをする

セルフケア能力はあっても，そこに注意が向かない，何をしたらよいかわからない，決断ができない（選択・決定ができない）人に対し行う。

❸支持する

セルフケア能力もあり，選択・決定もできるが，不安である人や自信のない人に対し，物心両面から支える。

❹教育する

セルフケアの判断や行動はできるが，具体的にどうすればよいかわからない人が，セルフケアできるように知識や技術を提供する。

❺治療環境の提供

その人がセルフケアに向けて動き出していけるように環境（人，物，雰囲気など）を調整・提供する。

これらを，患者の病状や状況，環境，関係性のアセスメントから，最適なもの1つを選ぶか，いくつか組み合わせて援助する。

選択するにあたり，しばしば患者のセルフケアのレベルが段階的に評価される。実習で**表6**のような段階を用いている学校も多いだろう。

しかし，ここで気をつけなければならないのは，この段階的評価では，各段階で患者がすべて満点をとれるようにしていくことに重点が置かれ

表6 セルフケアの段階的評価

レベル1	全介助
レベル2	部分介助
レベル3	一部介助，声かけ指導
レベル4	教育的指導・支持
レベル5	自立

ているわけではない，ということだ。あくまで，患者とともに立てた目標をふまえて，めざすレベルのセルフケアへと援助をしていくことが重要である。

ともすると治療・ケアという名のもとに，看護師が決めた回復のあり方を一方的に患者に押し付けてしまうことにもなりかねないため，注意が必要である。

つい陥りやすいポイント

次に，実際の実習場面で陥りがちなポイントを整理しておく。自分自身の実習活動がそうなっていないか，振り返ってみよう。

❶セルフケア「させる」

患者の意思やペースを置き去りにしてセルフケア「させる」状態になっていないだろうか。セルフケアを行う主体は「患者」である。「学生が来て，いろいろ言うからする」というのでは意味がない。もし，"できるのにしていない"（能力と実行状況に差がある）ならば，まずは，"なぜしないのか"をアセスメントしなおすことが大切である。

❷自分の生活が基準

毎日入浴し，洗髪し，運動をするなど，自分の生活の基準を患者にあてはめて患者のセルフケアレベルを低くアセスメントし，めざすレベルを引き上げて，患者に「させよう」としていないだろうか。

❸入院生活が基準

患者が病棟日課をこなせているか否かで「問題あり／なし」と判断して援助しようとしていないだろうか。

❹代行しすぎてしまう

「実習でやること」探しをした結果,学生が患者のセルフケアのチャンスを奪っていないだろうか。すでに患者が行っているセルフケアを見逃していないだろうか。「待つ」「見守る」ことも大切である。

次の節では,精神科でよく出会う患者さんの症状に焦点をあてて,症状別に看護の基本を紹介する。しかし,「患者のセルフケアを援助する」という視点は,どの疾患・症状をもつ方への看護にも共通する基本的かつ大切な視点である。このことを念頭において読み進めてもらいたい。

症状別看護

幻覚

1. 解説

古典的な定義では,エスキロールは幻覚を「対象なき知覚」と定義した。実際にはない対象をあたかもあるかのように知覚することで,感覚器官が外的な刺激を受けずにある知覚を体験したと確信することである。

2. 幻覚状態の患者に対するケアの方向性

幻覚が強く不安や恐怖を招いている場合,不安の軽減につとめることが重要になる。幻覚によって自分自身や他者を傷つけるよう命令を受け,行動に移す場合があるが,予測することは難しいものである。しかし,現実に目を向けられないほど幻覚が強い状況が続いている場合には,自傷他害の危険性が高いと判断し,患者の身辺から危険物を排除したり,他者との物理的な距離がとれるように配慮する。病的体験へのとらわれを緩和することが必要だが,実際には難しい場合が多い。もし,患者から幻覚の内容について聞かれた場合には,「私には聞こえない」と事実を伝えてよい。一方で,患者の不安を理解しつつ,「私がついています」「大丈夫です」と安全を保証するかかわりをもつことが重要である。

幻覚・妄想状態にあっても,それが必ずしも不安や恐怖を感じるものではなく,「神様の声が聞こえています」と幸せそうに話す場合がある。このような場合には,そ

のこと自体には触れず，現実的な会話ができるように話を投げかけたり，場所を移動したりすることを心がける必要がある。一見幸せそうに

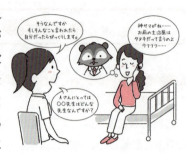

見えていても，それが現実ではないことは明らかであり，そのままにしておくと，結果的に悲哀感や見捨てられ感につながるおそれがある。患者にとってそれは有益なことではない。

妄想

1．解説

妄想とは，物事の考え方（思考）の内容の異常であり，判断（認知）の誤りをいう。事実ではない非現実的なことを信じ，周囲の人々が間違いや非現実的だと言っても受け入れられず，訂正ができない偏った独特の考えである。

妄想は，発生機序から「真正妄想（一次妄想）」と「妄想様観念（二次妄想）」に分類されるが，定義としては思考内容の誤りがあり，感情的確信と訂正不能な状態とされている。

2．妄想のある患者に対するケアの方向性

妄想は思考内容の誤り（非現実的）と感情的確信，訂正不能といわれているため，対応は難しいと考えられが

ちである。初回入院の患者には妄想の体系化（強い確信で揺るがない）が完成されていない場合が多く見られるが，長期間の入院生活を送っている患者では長年抱いてきた妄想が体系化されており，なかなか揺るがないと感じられる。

多くの学生が受けもつ患者は，比較的安定した病状期にあり，残存症状は見られていても病棟生活には一見支障がない人が選ばれることが多い。しかし，コミュニケーションをとっていくうちに妄想の内容について話され，どう返事してよいのか迷ってしまうことがある。

一般的に流布されている，妄想は「否定も肯定もしない」ということや，相手の立場になって「共感」することが大切だといわれても，実際にはどう対処したらよいのかわからないのが現実的な問題であろう（p.101コラム「否定も肯定もしないってどういうこと？」を参照）。そして，「内容を深く聞き出すと妄想が拡大する可能性がある」といわれることから，ただ患者の傍にいて黙って聞いているだけで終わってしまう。これを「傾聴」だと思っている学生が多いが，これは「傾聴」ではない。実際にはありえないことを聞いて共感できるはずはなく，無理に内容について共感する必要はない。しかし，話す内容が現実的にはおかしくても，患者には「実際に起こっている事実」であるということを共感する必要がある。非現実的なことに実際に苦しんでいる（表面的にはそう見えない場合もある）ということを理解しようとする姿勢が大切であり，それがかかわりの第一歩となる。

たとえば，「自分は資産家の子どもだ」という「誇大妄

1

③ 患者が計画を実行するのを援助しましょう！

想」がある患者が，実際の生活では生活保護を受給していて金銭的な余裕はなく，使えるお金も少ない場合には「妄想と現実のギャップ」

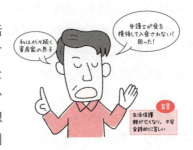

に悩む。そして，この「ギャップ」を埋めるために，お金がないのではなく誰かが入金しないように邪魔をしているのだという「被害妄想」に発展していく場合がある。

この場合，性急に事実を認識させることは難しく，1つ1つていねいなかかわりが求められる。1か月に使えるお金に限度があることを精神保健福祉士（PSW）からも説明することをプランニングしたり，医師が診察する際に「困っているんだよね」と患者に共感的理解を示しながら，現実問題に少しずつ直面させて患者が自分で解決方法を考えられるように，問題を一緒に考えるのである。

学生にとってはこの対処は難しいが，「自分1人でなんとかしなければいけない」などと思わず，実習指導者に相談して適切な指導を受けることが大切である。多職種で1つの問題にかかわり，患者には「スタッフは力になろうといろいろと考えている」という姿勢を伝えることが重要である。自己肯定感の低い患者にはこのような対応が有効である場合が多い。

妄想のある患者は，1日中妄想に支配されていると思っている学生は少なくないが，決してそうではない。妄

想にも強弱や軽重があり，患者自身が「どこかおかしい」と気づいている場合もある。

　幻聴に対しても「間違いなく信じている」場合と「声は聴こえているが幻聴のいうことをきかずに，それはそれと考えられる」患者がいる。後者の状況は，一般に「二重見当識がある」と表現され，現実の認識と幻覚妄想の世界の認識という2つの見当識をもっている。妄想内容から少し離れて現実感がもてるよう，実際の困りごとや不都合な面に焦点をあて，できるだけ現実的な問題に直面化させる工夫が求められる。部屋に1人で閉じこもる，誰とも会話がない場合に妄想が膨らみやすいため，レクリエーションなどに誘ってみることも方法の1つである。そのために，かかわる学生も患者の妄想内容にばかり固執せず，患者の人柄や好きなこと，特技などに目を向けていくとよい。

コラム
否定も肯定もしないってどういうこと？

　患者が学生に「あなたは私を殺しに来たのでしょう！」といった場合に，どのような対処をするだろうか。黙って聞いているのか，うなずくのか。それとも，茫然として固まってしまうのか。この場合，「私は○○さんを殺しに来たのではありません。○○さんのお役に立ちたいと思ってきました」と答えるべきである。

　「認知の歪みを修正する」ことは，けっして否定することにはならない。もし，黙っていたら患者の疑念は膨らみ，やがては確信していく危険がある。率直な反応で返事をすることが必要である。無条件に話を聞く姿勢は大切であるが，それだけではいけない。妄想が固定化されていない患者にとって，なんでも「そうですか」と聞くことは，妄想内容を肯定し，妄想を固定化させる危険性を秘めている。

3 患者が計画を実行するのを援助しましょう！

　妄想の固定化は，入院後何十年と経過し，妄想の中で生きてきた場合にみられる。少しの力では決して揺るがずに頑丈な岩のように立ちはだかり，圧倒的な力さえ肌に感じられる雰囲気をもつ。内容については，「とりつく島がない」といった感じである。妄想が固定化されている患者の場合，日常生活上で支障をきたしていない状態であれば，正面切って妄想の否定や修正に取り組むことは逆効果である。

　妄想は「場合によって」は否定したほうがよい方向に向かうこともある。しかし，それは十分に築かれた「患者 - 看護師関係」を土台にしたうえで，行われなければならない。信頼関係にもとづかない状況で否定すれば，自分の妄想を妄想と思っていない患者は「自分が話している内容」を否定されたとは思えず，「自己の存在」を否定されたと感じる。頭ごなしに「間違っている」といわれれば，人として傷つくのは当然であろう。だが，歪んだ認知はいずれ修正されなければ，妄想の世界で生きていくことになる。患者が語る内容に耳を傾け，話はきちんと聞き，それでも「自分にはわからない」と率直に返してみる方法もある。わからないことは恥と考えず，「わからない」と言われて怒る患者はほとんどいない。ただし，その伝え方には高度な技術を要するため難しいのである。患者が相手を警戒している場合はなおさらである。

　まずは，1人の「人間対人間」として心を通いあわせること。そのうえで「そんなことはないよ」や「大丈夫だよ」と妄想の内容に対して正直な思いを返せば，患者は落ち着きをとり戻す。また，現実検討力がでることで考えが少しずつ揺らぎ，妄想が修正されていく場合もある。

　このように，「否定も肯定もしない」とは，単純に「話をただ聞く」ということではない。幻覚・妄想の世界にいて，それを信じきっている患者の話を十分に聞くものの，その内容に同調するような返事をせずに「理解できない」ということや「現実には起こりえない」「実在しない」ということを，患者に率直に伝える努力をすることなのである。これは，患者の自尊心や自己肯定感を脅かすことにはならない。いずれにしても，焦らず，同調せず，揺らがない，という一貫した態度が重要である。

興奮状態

1. 解説

一般的には激しい感情にかられている状態をいう。精神医学的には「行動が異常に増加した状態」を指し, 感情のあらわればかりを指すものではない。

2. 興奮状態にある患者に対するケアの方向性

なんらかの刺激に対して興奮状態が起こっているのであるから, 外界からの刺激をできるだけ削減することが必要になる。学生は不安や恐怖を感じ, 逃げたい気持ちになるだろうが, 冷静な態度で接することが必要である。

この場合, 患者には不安や不満がある場合が多く, 早口でまくし立てるように話すことが多いが, 患者に同調するかのような早口での話し方では逆効果になるため注意が必要である。

対応するときには, 口調はゆっくり, 低い声で「どうしたのですか？」「落ち着いて話してください」などの声かけをする。近くに椅子など腰かけるものがあれば座ってもらうように促してみるのも1つの方法である。素直に聞き入れるようであれば, 興奮から暴力に発展することは少ない。しかし, このときに身体接触は極力避けるべきである。肩や腕などに手が触れたことが発端となって, 座ることを強要されたと感じ, 興奮させる場合がある。患者は易刺激的にな

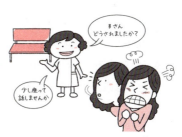

っていることを忘れてはならない。

そして，原則的には1人で対応しようとしないこと。もし誰かが1人で対応している場面を見たら，多人数ですぐにかけつける。

患者の言動が逆に外界（他人や物）に影響を及ぼし，自傷他害（自身を傷つけたり，他人に害を及ぼすこと）の危険がある場合は，患者の危険を減らすことを目的に精神保健指定医の診察を受けて，保護室（隔離室）で行動制限が行われる。この場合にも，「わかりやすい言葉」で入室を促すことが必要となる。保護室（隔離室）への入室時には患者が混乱している場合が多いため，簡潔に話すことが大切である。たとえば，「落ち着いたらこの部屋から出られます」といったように，どのような状態になったら保護室（隔離室）から出室できるのか，その目安を伝えるなどの不安の軽減に努めた配慮が重要である。これは，「もし自分の身に起こったことだとしたら」と患者の立場に自分を置き換えて考えてみると，よく理解ができるだろう。保護室での行動制限が際限なく続くとなれば，不安は増強し興奮も収まらない。

注意すべきこととして，保護室（隔離室）には危険防止のため，私物の持ち込みは必要なもの以外は入れないことが一般的である。自傷他害の危険性がある場合は特に厳重なチェックが必要になる。そして，入室時には「複数で対応する」ことと，興奮を助長するような言葉のやりとりは避けるべきである。

暴力

1. 解説

暴力とは他人の身体や精神，財産などを物理的に破壊することをいうが，心理学的には「抑圧の発露」や「生体に宿る破壊衝動」などと説明される。

精神科では医療スタッフの「被暴力体験（暴力を受けること）」も多く見られるが，原因として，幻覚妄想状態などの病的体験，スタッフへの誤った解釈，プライバシーが十分に守られない環境に対してのストレスによるもの，対人関係ストレスなどが代表的である。

対応方法として「CVPPP（包括的暴力防止プログラム）」（**表7**）が活用されてきているが，これは暴力の状況を「部分」ではなく「全体の流れ」のなかでとらえ，チームで対策を講じることに目的がある。「全体の流れ」とは，「①治療関係の構築→②観察と情報収集→③ケースカンファレンス→④CVPPP→⑤治療関係の再構築（再契約）→⑥環境調整→⑦薬物療法・認知行動療法」を指す。

表7 CVPPP（包括的暴力防止プログラム）

リスクアセスメント：攻撃性をアセスメントする。
ディエスカレーション：言語・非言語を用いて怒りを鎮める。
チームテクニクス：身体介入。
ブレイクアウェイ：攻撃されたときに逃げるためのテクニック。
デブリーフィング：「患者―看護師」間での話しあい。

2. 暴力のある患者に対するケアの方向性

ここでは「身体的暴力」について説明する。暴力を受けた人も与えた人も，後々，こころに傷を負う。

興奮している患者には1人では立ち向かわずに，恥

ずかしがらずに「応援を呼ぶ」ことが必要である。そして，第一にはその場から「逃げる勇気」をもつことである。看護師としてのプライドや責任感，恐怖心や羞恥心などが背景にあり，逃げる勇気が出ない場合が多い。機会を逸してどうしても逃げることが無理な状況にあるときは，被害を受けないように護身する必要がある。応援のスタッフが到着するまでは自分で自分の身を守ることが必要となる。特に「頭部」や「顔面」，「腹部の保護」が重要である。

応援のスタッフが到着したら多人数で関与することになるが，この「多人数で関与すること」が特に重要である。多人数であれば臨機応変に対応することができ，1人にかかる負担は少なくてすむ。また，多人数で関与することで，それ以上の危険行為を患者が断念する場合が多く見られる。重篤な暴力を受けないために物理的距離をとることが重要であり，正面に立たずに「利き手側の外側」に立つ（連続してパンチや蹴りを受けないようにするためである）。もし患者が床などに倒れこんだ場合，足元に立つのは要注意である。足は腕の数倍の力が出るため，足が届く範囲で真正面には立たないことが原則である。また，患者の膝関節や肩，頭部を床に対して直角に力を加えると少ない力で制止することが可能になる（ボディメカニクス）。

　実習ではこのような場面に出会うことはほとんどないだろうが，知識として頭の隅に入れておこう。患者には落ち着いてから理由を聞くようにする。

昏迷状態

1. 解説

昏迷状態とは，精神運動性が完全に抑制されて，自発的行動が認められない状態のことをいう。発語もなく，刺激に対する反応もないように見えるが意識は清明であるのが特徴である。これは，うつ病性昏迷，統合失調症での緊張病性昏迷，解離性（ヒステリー）昏迷などで見られる。

2. 昏迷状態にある患者に対するケアの方向性

昏迷状態にある患者は，臥床していて寝返りさえ自発的に行えなくなり，周囲からの刺激にもまったく反応しないように感じさせる。また，水分補給や栄養補給，排泄も自分自身ではままならない状態である。セルフケアが不足し，放っておくと死に至る場合もあるため，十分に配慮した濃厚なケアが必要となる。

ほとんど反応が見られないようにみえるが，意識は障害されておらず，働きかけはすべて理解できている。したがって，不用意な言葉には気をつけなければいけない。

ケアは身体ケアが中心になるが，ケアする場面では必ずその理由や目的についての説明を行うことが重要である。

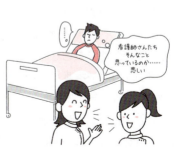

躁状態

1. 解説

躁状態とは，気分高揚，意欲亢進，思考促進が過度になった状態で，躁病にみられる。陽気で快活，上機嫌な反面，刺激性が亢進していることから易怒的である。

また，行為心迫，注意力の散漫が目立つなど，全体の行動にまとまりや落ち着きがない状態。誇大妄想が見られ周囲に不遜な態度をとるなど，抑制が欠如するため「迷惑行為」や「社会的逸脱行為」に走りやすい特徴がある。躁病のほかに，中枢神経系疾患，頭部外傷などによってもあらわれる場合がある。

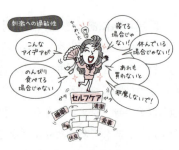

2. 躁状態にある患者に対するケアの方向性

躁状態にある患者は「自己抑制ができない状態」であるため，患者の行動から生じる危険を回避する必要がある。安全な生活ができるように「行動をコントロール」する。つまり，活動と休息のバランスがとれるように「環境の調整」が必要となる。

まずは，食事や排泄，清潔保持，睡眠の確保などの基本的ニーズを充足する援助が必要である。刺激を少なくすることとは，穏やかで落ち着ける環境を整えることだが，躁状態が著しい場合には行動の制限が行われる。

また，セルフケアが不十分で，水分補給さえままならない状態であることが多い。行動の枠組みを設定して，自主的に守れるように援助することが必要である。エネルギーは過剰であるため，行動がまとまるように働きかけることと，他者とのかかわりの調整が必要になる。

　急性期においては，不用意な，何気ない一言が興奮のきっかけとなり得るため，落ち着いた態度でやさしく，命令的な口調ではないしっかりとした言葉で意志を伝え，興奮の鎮静化をはかる。ちょっとしたことにも「敏感に反応する時期」でもあるため，一貫性のない対応では患者の混乱を招く。また，興奮のきっかけとなるため，看護方針（治療方針も含めて）はしっかりと定めて，スタッフは「統一した対応をする」ことが必要である。

うつ状態

1. 解説

　うつ状態とは，抑うつ症候群の総体と正常範囲の抑うつを含む広い概念である。躁状態と並んで感情障害の代表的なものであり，「気分の落ち込みを主体とする状態」だが，感情面だけではなく欲動の低下により，人によってさまざまな症状が出現する。

　気分障害，器質性脳疾患，統合失調症などで見られるが，感情面では憂うつ，悲哀感が見られる。思考面では，制止，微小的内容，意欲や行動面では寡言，寡動，自殺念慮が見られる。身体的には不調感が出現する。

2. うつ状態にある患者に対するケアの方向性

うつ状態にある患者は，生命感情が低下した状態にあり，「眠れない」「熟睡感がない」「早朝覚醒する」といった睡眠障害が出現する。また，食欲も低下し，体力や活動性は著しく低下する傾向にある。

身体的には疲労感や身体各部の痛み，頭重感，胸部圧迫感，便秘，口渇といった多様な症状が出現する。些細な身体的な不調を重大な病気の前兆と考え，悲観的になったりする。そのため，無理に身体を動かすことを勧めることは禁忌である。うつ状態にある患者は，自尊感情が傷ついており，無理に身体を動かすことを勧めると「自分はなにもできなくなった」という悲観的な感情に拍車をかけることになる。薬物療法によって睡眠のリズムが回復し，身体的，精神的な疲労感が軽くなってくるまでは，我慢強くそっと見守ることである。

患者はそのうちポツリポツリと話しかけてきたり，不調を訴えたりするので適時対応を心がける。無理をしないでよいことや，人に頼ってよいことを親身になって話す。度重なる会話は疲れを助長するため，適度の接触をもち，それでいて気にかけているということがわかる程度がよい。「いずれは必ず回復する」ことをきちんと伝えることも忘れてはならない。

抑うつ状態が強い時期は，日常生活行動ができなくなるため，全面的な援助が必要となる。身体を動かす気力さえなくなり，終日臥床したままで動かないことも珍しくない。このような状態は「必ず改善すること」を保証し，悲観的にならず，安心感が得られるように援助する

必要がある。自己評価が低下しているため，何もできない自分を責めることが多く，また，自分が病気であると思えないことも多い。休養を

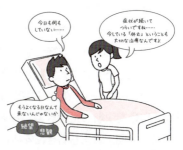

とり，適切な薬物療法を受けることの重要性を理解できるように説明する。くり返し説明することで，ようやく理解する場合が多い。

しかし，薬物の効果がみられる前に「有害作用」があらわれる場合がある。そのため，治らないと思いやすく，悲観的にもなるため，あらかじめ口渇や便秘など，自覚しやすい有害作用についての説明を行なっておくことが大切である。そして，不快なことは我慢せずにスタッフに話すように十分な説明と，安心できる人間関係を築くことが求められる。

また，焦燥感や絶望感があるため，これらを軽減し，負担感や自己否定感情を増強するのを防ぐ。この時期は動くことさえつらく，自殺を実行するエネルギーも低減するが，「抑うつ状態の初期」や「状態が改善に向かっている時期」にはエネルギーが回復してくることで，自殺を実行する危険性が高まるため十分な注意が必要である。「強い不眠」「早朝覚醒で苦しい」「強い不安や焦燥感」「疎外感」があるときなどに死を選ぶ，といわれている。監視ではなく，できるだけ小さな変化を見逃さずに，孤独にならないように配慮し，気持ちに寄り添うこ

とで自殺を防止する。

しかし，実際には「自殺のサイン」を察知するのは難しいとされているが，希死念慮が強かった患者がどこか晴れ晴れとした表情で，笑顔さえ浮かべて話しかけてくることがある。一見，回復基調にあるように思えるが，実は「自殺を決断したときの落ち着き」であるとも考えられる。表面上の落ち着きに安堵してはならない。

1日のうちにも波があり，特に朝方は気分が悪く抑制も強い。しかし，夕方くらいから気分が楽になり，抑制も弱くなるといった変動が起こる。これを「日内変動」と呼ぶ。日替わりで好・不調の波があらわれる人もいる。うつが軽度の場合，他人への迷惑を気にして無理に明るく，元気そうに振る舞うことがあるため，1人でいるときの状態をよく観察する必要がある。看護師との会話での口調，他人とのかかわりの状況なども把握しておく。

認知障害

1. 解説

認知という用語は「外界からの情報入力のすべての処理過程（知覚，記憶，判断，推論，決定，言語理解と使用）」に対して用いられる。「情動」や「意志」に対比するものであり，意味する範囲はとても広い。

認知障害とは，主だった症状が「認知機能不全」により特徴づけられる精神障害で，認知症，健忘性障害，せん妄などに見られる。

2. 認知障害の患者に対するケアの方向性

　病識をもたせるため，あるいは単なる症状の確認のためだけに，認知障害であるという事実を患者に直面化させようとする人がいるが，これは間違いである。患者の自尊心を傷つけない配慮がとても重要である。セルフケアの不足している部分や，認知の障害されている部分のさりげないフォローが大切である。規則正しい生活や適度の運動，ストレスをできるだけためないような工夫をし，日常の活動性を高め，生活リズムを整える。患者のもつ残存機能が最大限に発揮されるような活動を日常生活に取り入れていくことが有効である。たとえば，認知症の患者が過去に音楽の教師をしていたのであれば，学生が患者の教え子（の役）になり，患者に歌を教えてもらい，学生も一緒に歌うということなどがそれにあたる（認知症では最近の記憶よりも昔の記憶のほうが保たれやすい）。

　妄想に関しては，興奮するようなら一時的に話題を変えたり，その場を離れたりすることで落ち着くことがある。

　せん妄が起こっているときには，転倒や自傷他害の危険がないように，安全に経過できるような支援が大切である。また，せん妄状態にないときのケアも重要であり，せん妄の原因になる不安や心的ストレス，身体疾患や服用している薬の有害作用などがないかアセスメントし，軽減に努める。

　徘徊には，なんらかの理由がある。患者がその目的を説明できなかったり，見失ったりしていることを考慮し，

その気持ちを否定しないことが大切である。そして，一緒に探してみるなどの配慮をすることが求められる。

コラム

病識

病識とは，自分自身が罹患している疾患について，その症状の内容や程度に関して客観的に判断や自覚ができることをいう。統合失調症では病識の欠如がみられるが，治療の進行で病識が生じてくる場合がある。したがって，緩解の指標とされることもある。

病識欠如の状態とは，疾患に対する知識の不足や欠如，セルフ・モニタリングの障害，否認，判断力の低下などが病識獲得の妨げになっていることが原因であると考えられる。また，「病感」と呼ばれるものがあり，自分がどこか平常と違っている状態である，という漠然とした感覚であり，病気により引き起こされ，罹患を自覚した病識とは区別される。

統合失調症において，以前は病識をもつことは難しいと思われていた。しかし，早期の退院をめざし地域で暮らすためには，少なくとも「病感の獲得」は必要である。入院時に「病名の告知」が義務づけられていることから，ケアとしては日々の人間関係づくりを中心に，病気による症状や服薬に関する指導などを行う必要がある。特に精神科救急病棟や急性期治療病棟では，第一義的な治療が薬物療法であることからしても，服薬のコンプライアンスからアドヒアランスへと患者の積極的な治療参画のための援助が行なわれている。しかし，学生がこのような患者を受け持った場合に，病感や病識をもたせる援助をケアプランにあげてかかわると患者から拒否される場合が多い。それは，病感や病識の獲得が短い期間で達成できるほど簡単なものではないからである。しかし，折に触れて病気をどのように患者がとらえているのかは確認する必要がある。服薬ができていたとしても，なぜ服薬できているのか，ということを考えなければならない。

そして，たとえ病感らしきものが芽生えていても，社会的烙印を押されるつらさから，認めたくないという否認が起こることも理解しておかなければならない。患者が病期や病状をきちんと把握できるように援助することも実習の課題である。

境界性パーソナリティ障害に特徴的な症状

1. 解説

境界性パーソナリティ障害とは，思春期，青年期に起こりやすく，人口の2％と発症率が高いパーソナリティ障害である。情動が不安定で欲求不満に対しての耐性が弱く，自傷行為や自殺企図などをくり返すなど，その行動は衝動的である。抑うつ，摂食障害，アルコール依存症，薬物依存症，性的逸脱行為などの症状を伴うことがあり，社会的な問題を起こしやすい傾向にある。また，自己中心的な振る舞いで，安定した人間関係をつくることが難しく，他人の操作や，試し行為などもみられる。したがって，治療現場が振り回されて疲弊してしまう。こうしたことから，「トラブルメーカー」と呼ばれることもある。

しかし，本人は慢性的に「空虚感」や「孤独感」に悩み苦しんでいるといった背景がある。これらは長期間にわたって続くことになるが，統合失調症に移行することはない。

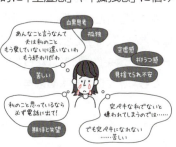

2. 境界性パーソナリティ障害の患者に対するケアの方向性

境界性パーソナリティ障害の患者の特徴は「特別扱いを求める態度」や「他人を操作する行動」，また「逸脱行動」である。そのため，病棟全体が混乱してしまう可能

性がある。「管理される」ということを極端に嫌い，集団生活上のきまりや秩序には収まりきれないところが問題となる。

本来，病棟のきまりなどは柔軟性があることが望ましいが，こうした患者に対してだけは柔軟に対応することを控えたほうがよい。なぜなら柔軟さは患者が期待する「特別扱い」につながるからである。患者にどういわれようと，「揺るぎない一貫した態度」でかかわっていく強さを持つ必要がある。冷静に自分のかかわりや気持ちの動きを振り返り，見つめることが重要である。

心理操作や対人操作はきわめて巧みであり，スタッフが注意してかかわっていてもつい乗せられてしまうことがある。ときには「仕事（実習）で対応しているのであって，善意や熱意でやっているのではない」ことを言語的に伝えなければならない場面も出てくる。その理由は，患者は「患者と看護師という関係を離れた生身の人間関係を求めてくる」ため，些細なことで心の動揺が起こる。そして，本来しなければならない自己決定ができないことから，常に助言を求め依存してくる傾向にあるからである。

患者の「自己責任を放棄させない」ために，患者からの問いかけには，「私は〇〇と思う」という言い方で返事をする。「私は××のほうがよい」と言ってしまうと助言者のいうとおりにして，自己責任を放棄し，結果的には相手に責任を転嫁することになってしまう。また，「幻想的な話」を持ちかけてきたりするが，極力このような会話は避け，現実の中で生じた出来事に焦点をあわせた

対処法を考えたり,適切な感情表出方法を身につけるように促すことが重要となる。

患者がこれから生きていくうえで,物事には完全によいことや悪いこともないという現実を理解できるようにし,選択肢はほかにもあるということを理解してもらう。これにより患者の「人間的成長」を援助することになる。

引用・参考文献

1) G.M. ブレチェック, J.C. マクロスキー編(早川和生監訳):ナーシングインターベンション—看護診断にもとづく看護治療. 医学書院, 1995.
2) 伊藤順一郎, 後藤雅博, 遊佐安一郎編:援助技法の実践. 精神科リハビリテーションI, 星和書店, p.185, 1995.
3) E.T.ホール(日高敏隆, 佐藤信行訳):かくれた次元. みすず書房, 2000.
4) 中井久夫, 山口直彦:看護のための精神医学. 医学書院, 2001.
5) 南裕子, 稲岡文昭監:セルフケア概念と看護実践. へるす出版, 1987.
6) 高橋照子監:精神看護学. 標準看護学講座, 金原出版, 2006.
7) 野嶋佐由美監:精神看護学. 実践看護技術学習支援テキスト, 日本看護協会出版会, 2002.
8) 田中美恵子編:精神看護学—学生-患者のストーリーで綴る実習展開. p.46-50, 医歯薬出版, 2001.
9) 大熊輝雄:現代臨床精神医学 改訂第6版. 金原出版, 1995.
10) 坂田三允:症状別にみる精神科の看護ケア. 中央法規出版, 2007.
11) 野中浩幸ほか:「出会い」から始まる患者参画—伝えることをあきらめない看護の姿勢. 精神科看護, 36(11), p.6-13, 2009.
12) 精神保健看護辞典編集委員会編:精神保健看護辞典. オーム社, 2010.
13) 加藤正明, 保崎秀夫監:精神科ポケット辞典 新訂版. 弘文堂, 2008.

日々のかかわりの評価

　かかわりや患者の反応から目標や計画を見直す，という作業は実習の最後にするのではない。患者にかかわりはじめたときから，すでに始まっている。ここでは，目標や計画を見直していくためのポイントを，日々のかかわりと看護計画の評価，看護問題とかかわりの見直しという点から整理する。

日々のかかわりも看護過程

　実習を進めるにあたり，あなたは次のような考えをもっていないだろうか。

①1週目は情報収集の期間だから，とくに援助はしていない

②看護計画を立てるまでは，とにかく情報収集やアセスメントのことを考える

③2週目で大幅に看護計画を修正したから，結局実施ができなかった

　これらの考えをもっている人は，あなたが初対面で患者にかかわった時点ですでになんらかの影響を患者に与えていることを思い起こしてもらいたい。

　患者を観察することや，また，患者がしんどうそうなので短時間ずつ，控え目にかかわることなども看護である。目の前の患者へのベストなかかわりかたは，教科書には載っていない。しかし，多くの場合に患者はなんらかのサインを出して，あなたのかかわりの善し悪しを教

えてくれている。日々の「したこと／しなかったこと」について，そのつど評価をしていくことが大切である。そして，さらに大切なのは，評価をしたら必ず次からのかかわりに活かすということである。

評価の視点

まず，日々のかかわりを評価する際には，大まかには次のような視点が必要となる。

❶患者の反応はどうであったか
- 表情，発言，行動，患者の思い，精神状態，身体状態など
- 患者に変化はあったか
- 患者に変化があったこと／なかったことの理由は何か

❷自分のかかわり，声かけはどうであったか
- 自分の表情や態度，内容，タイミング，環境など
- 仮に自分がその患者であったなら，そのかかわりをどのように感じるか
- 患者の反応と照合してみてどうか

❸患者の変化や自分のかかわりは，治療・療養上どのような点でよいのか／悪いのか

❹次の日以降のかかわりに活かす点はあるか

これらの点を整理して考察していくためにも，日々の実習記録でまとめたり，時には，プロセスレコードを用いてその日の気になる場面（うまくいった場面，うまくいかなかった場面など）を取り出して，より細かく評価していくことも有効である。

つい陥りやすいポイント

次に実習でつい陥りやすいポイントを紹介しながら，日々の評価での留意点をみていく。自分が行っている評価も点検してみよう。

❶患者の表情だけで評価する

患者が笑顔であればそれでよし，としてしまっていないだろうか。

❷患者の反応の理由を1つに決めつけてしまう（表8）

評価をしようとして，結論を急いでしまっていないだろうか。かかわり前後の比較，その日の体調や精神状態などのさまざまな情報を組み合わせて考えることが大切である。また，日々のかかわりは，その日のうちに善し悪しを結論づけられない場合も多い。また，どのような情報があれば評価できるのかを考察してみよう。

❸うまくできたことしか評価を記録に書かない

自分の実習の評価のことを気にして，または別の理由で，うまくいかなかったことを書かないようにしていないだろうか。教員や実習指導者は，できなかったこと・わかっていない情報や知識に気づけることや，計画を修正できることを，むしろ重視している。

❹頭の中で考えてしまって評価を記録に書かない

長時間ぐるぐる考えてはいるものの，言葉にどうまとめたらよいのかわからずに，結局，記録に何も書かずにすませていないだろうか。だとしたら，思い切ってぐるぐる考えていることをそのまま書いたうえで，どうすればよいか，教員や実習指導者に指導を仰いでみよう。

表8 評価の例

場面：

活動性が低下しているため、訪室して患者に「体育館に行きませんか?」と誘ったところ、患者は「しんどいです」と布団をかぶってしまった。そのため、「わかりました。ゆっくり休んでください」と部屋を去った。

決めつけをした例：

患者はまだ倦怠感が強いと考えられる。そのため、無理に誘わないという選択は正しかったと思われる。

さまざまな要因から評価した例：

「しんどい」とあったが、毎日この時間帯は起きて活動していること、前日の食事・睡眠状況やバイタルサインから、身体的なしんどさよりも精神的なしんどさの可能性が高い。また、前日との違いは私が実習受け持ちとして来るようになったという環境の変化であることから、学生に緊張や不安を感じている可能性もある。

今回、私は患者に「どのくらいの時間、体育館で何をするのか」ということを伝えられていなかった。なじみのない人に緊張やしんどさを感じているときに、漠然と普段行かない場所に誘われたとすると、私だったら身構えてしまう。

今後お誘いするときには、具体的に伝え、緊張が和らぐように少しずつ関係を深めていく。また、緊張以外の要因はないか、精神症状の変動、薬剤変更の有無、他患者との関係なども観察していく。

計画の評価

介入前と介入後の評価

　ケアプランを修正すべきかどうかを検討するには、そもそもの問題が解決したか、すなわち問題の裏返しである目標が達成されたかを評価する必要がある。そして、目標を評価するためには、現時点の患者の状態（アウトカム：p.125コラム参照）を評価する必要がある。アウトカムの評価は、問題を見出した際の患者の状態のアセスメントと、現時点の患者の状態のアセスメントを比較することによって行える。

　先に紹介したダムの図（p.72）を用いて介入前後の患者の状態を評価してみる。**図17**は、患者の持っているエネルギー（ダムの堤防）を引き上げて、新たな活動に対応できる力をつけるように介入した場合である[*1]。

　学生のケアプランによる看護介入が行われるということは、いままでの水量に加え、新たな負荷が環境から加えられることになる。つまり、環境からのストレスの総量が増大するのである。これに対して、患者のもっているエネルギーが変化していなければ、ストレス（水量）とエネルギー（堤防）が逆転してしまい、症状をコントロールできなくなる、日常生活が送れなくなる、余分な活動ができなくなる、などの結果を招くことになる。もし、いままでの生活に加えて新たな活動を増やすことができたのであれば、患者は持っているエネルギーを増大させた、つまり症状に対抗する力が増大したと考えられ

る(ただし,もともとの水量や新たに加わる負荷の量が正しく見積もられている必要がある)。

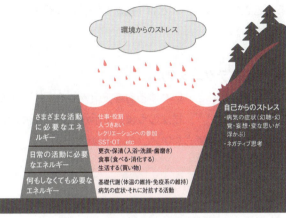

図16 介入前の状態

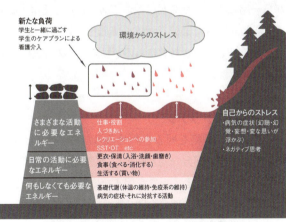

図17 学生の介入による患者の状態の変化(1)

4 かかわりや患者の反応から目標や計画を見直しましょう!

どのレベルで修正が必要なのか

　計画を評価する際にもう1つ重要なことがある。それは，計画のどのレベルで修正が必要か，ということである。ここでいうレベルとは「技法」「戦術」「戦略」のことである。

1．技法（テクニック）

　手技手法のこと。いわゆる看護技術である。技法なので計画ではないが，技法のうまい下手が戦略の成否を決めるのはいうまでもない。

2．戦術（タクティック）

　どのように技法を組み合わせるのかということである。励ますのか，注意するのか，見守るのか，手伝いながら一緒にするのかなどは戦術である。たとえば「励ます」だと，できた部分を示す，笑顔を向ける，ほめる，などの技法を組み合わせたものが励ますための戦術である。

3．戦略（ストラテジー）

　どのように戦術を組み合わせるのかということである。たとえば，部分介助し励ましながら自立を促す，というのは戦略である。自立を促すための方法はいろいろとある。その中で，部分介助（戦術），励ます（戦術）などの方法を組み合わせたもの，それが戦略である。

　計画に問題があった場合に「技法」「戦術」「戦略」の

どこに問題があったのかを見極めて修正しなければならない。

　たとえば，ある患者に衣類の管理（洗濯，収納，適切な衣類に着替える）を自立できるように援助しているとしよう。患者は精神症状の影響でADLに割くエネルギー量にあまり余裕がなく，十分なセルフケアが行えていない状態であった。そこで，患者と今日の天気や食事のことなどの現実的な会話（戦術）をしながら，衣類の収納を一緒に行う（戦術）ことを計画した（戦略）とする。この計画がうまくいかなかった場合に，計画のどのレベルの問題であるかを次のように考える。

❶戦略に問題がある場合

　部分介助で自立を促すには患者の持っているエネルギー量が少ない（多い）ために，この戦略には耐えられない（効果がない）。

コラム

アウトカムとは

　アウトカム（outcome）は日本語の「結果」とほぼ同義なのだが，なぜわざわざ使い分けているのだろうか。アウトカムというのは，何かの原因（介入，影響）があって，その結果として出て（out）きた（come）ものという意味だと思う。つまり，勝手にそうなった（原因不明の結果）というよりは，なんらかの意図した介入（あるいは意図はしていないが，はっきりしている原因）によっての変化（結果）を指す場合に使われるようである。

　では，「患者のアウトカム」とはどういうことなのか。患者の問題を解決すべく実施した看護介入（これが原因）によって変化した患者の状態（あるいは変化していない状態）がアウトカムである。

❷戦術（現実的な会話を行う）に問題がある場合

精神症状を一時的に軽減し，現実的な作業（衣類の収納）に集中してもらうために，天気や食事のことなどの現実的な会話を行ったが，かえって負担になっていた。

*1：もちろん，介入の方法は患者の状態によりさまざまである。環境からのストレスを減らし精神症状の安定をはかる介入もある。いずれにしろ，エネルギーとストレスのバランスの問題である。エネルギーを増やすかストレスを減らすか，いずれの戦略を用いるかの判断も重要である。

問題の見直し

　患者の抱える問題を見直す必要があるのは次の2点においてである。
①患者の状態が変化したため，問題も変化した
②はじめに患者の状態を見誤っていた

　患者の状態が変化した場合は，再アセスメントし再計画すればよい。問題は，患者の状態を見誤っていた場合である。たとえば，学生が介入した後，患者の変化が**図18**のようであった場合を考える。患者の持っているエネルギーの総和は変化していない。しかし，学生のケアプランによっても日常生活は乱されておらず，新しい変化にも対応できている。しかし，この場合，患者の状態に適したケアプランであったとはいえない。患者にはまだ余裕が十分にある状態であり，より多くの負荷をかけることが可能な状態であったといえる。

　では，この水量や堤防の高さをどのように判断すればよいのか。これは客観的な尺度があるわけではないため，目に見えるかたちで評価することはすこぶる難しい。一概にいえることではないが，強いていうなれば「患者が退屈しているかどうか」であろう。筋力トレーニングにたとえるならば，どの程度の負荷をかければよいかを客観的に示すことは難しい。何kgの重りを使用すればよいのか，腕立て伏せを何回すればよいのかというのは，筋力量を測って計算して決めるというわけにもいかない。熟練したトレーナーの直観的判断か，そうでなけれ

ばトレーニングしている本人の自覚的な強度がもっとも信用できる。腕立て伏せを10回やってもまだ余裕がありそうにしていて痛みもないのであれば，患者は十分に余裕があり負荷が足りないということである。

看護のケアプランも同様に，患者を強くするためには「ややきつい」くらいの負荷をかける必要がある。ただし，どの程度の負荷が「ややきつい」となるのかは，なかなか難しいところである。そこで，患者の反応を観察したり，患者に負荷の程度を直接聞いたりしながら介入をすすめる。少し疲れているようすのときは，1日休息を設けるようにする。これも筋力トレーニングと同じことで，負荷をかけることと休息を交互に行うことで，徐々に耐えられる負荷量をアップしていくのである。

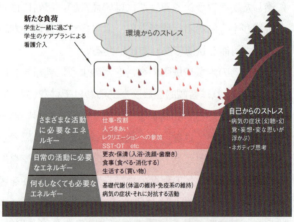

図18　学生の介入による患者の状態の変化(2)

かかわりの見直し

　日々のかかわりと自分の立てた計画を評価し，問題を見直すことによって，援助の方向性を修正するところまではできただろう。それをもとにして自分のかかわりを見直し，次の看護計画に活かしていこう。

かかわりを具体的に見直していくためのヒント

　かかわりを見直し，計画に追加・修正をするときには，はじめに計画を立てたときと同様（p.54〜2参照），具体的に考えていくことが大切である。一方で，はじめに立てた具体策を見直す必要性はわかったが，何をするとよいか思いつかない，ということもよくある。そういうときのためにヒントを以下に整理した。

1．患者と相談する

　患者と立てた計画ならば，ともに振り返り，見直しも一緒にしていこう。場合によっては学生がうまくできなかった，まずかったと思う点を患者に伝え，患者自身はどう考えているか，次からはどのようにしてほしいか，どうしたいか，など相談してみるのもよい。

2．実習グループの力を活用する

　行き詰っているとき，学生の目線で共感しながら，別の視点から客観的にコメントをくれるのがほかの学生でもある。迷ったり悩んだりしたときこそ，カンファレン

スを活用する。更衣室などでのおしゃべりも参考になるが、ただの愚痴になりやすいため、やはりカンファレンスのほうがよい。

3. 図を活用する

議論や論理で考えるより、図を描いて考えたほうがイメージが沸く人もいるだろう。自分の得意分野を活かして考えるとよい。

図19は、学生T.Y.さんの描いた図である。この図を描いたことで、T.Y.さんは、はじめに立てていた「楽しい活動をして、薬や症状への注目をそらさせる」という計画が一時的であることに気づき、別のかかわりが見えてきたという。

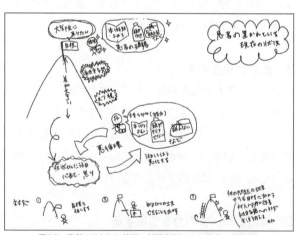

図19 患者のおかれた状況と対処案（T.Y.さん作成 一部改変）

4. 教員や実習指導者のコメントを活用する

　見直したかかわりは,小さなことと思っても,記録やカンファレンスなどで言語化しよう。すると,それに対して教員や実習指導者はコメントをくれる。それを活用しよう。コメントの意図がわからなければ,わかるまで尋ねるとよい。コメントに対して「間違いを指摘されてしまった」と否定的にとらえる必要はまったくない。

見直した実践は,実践後にまた見直す

　実習では,計画を評価して問題を見直したら「やれやれ終わった」と思う学生が多い。しかし,見直しは,1回で終わりではない。看護過程は,よりよいかかわりへ向けて,そして,患者のニーズ充足・問題解決をめざして,見直しては実践し,実践したらまた見直しのくり返しである。

引用・参考文献

1) G.M.ブレチェック,J.C.マクロスキー編(早川和生監訳):ナーシングインターベンション—看護診断にもとづく看護治療.医学書院,1995.
2) E.T.ホール(日高敏隆,佐藤信行訳):かくれた次元.みすず書房,2000.
3) 中井久夫,山口直彦:看護のための精神医学.医学書院,2001.

1 全体のなかでできたこと・できなかったことを整理する

実習でのかかわりを全体のなかに位置づける

　実習に集中するあまりに，実習用の看護計画を立て，自分のかかわりを自分なりに評価すれば，それで実習を終えた気になってしまう学生も多い。

　しかし，患者の目線に立って考えると，学生の実習期間というのは，その患者の長い経過の中のごく一部でしかない。

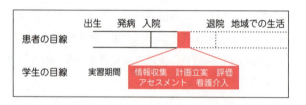

　さらに，患者の環境へと目を向けると，学生の存在は，患者を取り巻きかかわっている人々の中のごく一部でしかない。

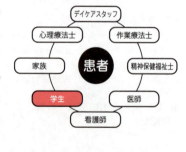

　そうであるからこそ，実習を終える前に，実習を振り返り「全体のなかでできたこと・できなかったこと」をきちんと整理しよう。そのうえで，実習をどのように終えるかを考えていこう。

振り返りの視点

振り返りの視点に困ったら,まずは,次の3つの側面から振り返ってみよう。

❶学習の側面
- 実習目標(自分の目標や実習要項にある目標)はどれくらい到達できたか
- 次なる実践(次の実習や就職後)に向けて何が課題として残っているか
- 精神科や患者に対するイメージは変わったか
- 自分自身についての新たな発見はあったか
- 精神看護についての新たな発見はあったか
- 残っている疑問はないか　　　　　　　　　　など

❷患者理解の側面
- 患者の病態は理解できたか
- 患者の人柄や性格は理解できたか
- 患者のよい面や強みをとらえることはできたか
- 言語的メッセージだけでなく非言語的なメッセージもとらえたか
- 患者をとりまく環境(人,物,場)と,その患者への影響は理解できたか
- 患者の全体像を描くことはできたか　　　　　など

❸患者とのかかわりの側面
- 患者の反応や変化をとらえることはできたか
- 患者と自分との関係,距離は適切であったか
- そのつど,かかわりや計画を評価し見直すことはできたか
- 患者に適した目標,計画を見つけることができたか

- 患者のもっているニーズのうち，自分はどの部分のニーズについてかかわったか
- さまざまな医療スタッフがかかわっているなかで，自分はどの部分の役割を担ったか
- 看護目標はどこまで達成でき，何が課題として残っているか
- 自分の担った役割や行った看護は実習終了後どうなるのか（終了となるのか，誰かに引き継ぐのか）　など

つい陥りやすいポイント

実習を振り返るときに陥りやすいのが次の2つである。そのような人は，以下にまとめたような点についても振り返ってみよう。

1.「患者が大して変わっていない」と落胆してしまうケース

❶患者に大きな変化を期待していなかったか

その場合は，(取るに足らないと思えるかもしれないが) まずは小さい変化を見つけることから始める。そのうえで，4 (p.118〜) を参考に，自分の実習での計画やかかわりを再評価してみよう。

❷高すぎる目標を設定していなかったか

その目標設定自体が実現可能な目標であったかを振り返ろう。また，患者だけでなく，自分に対しても実習期間で到達するには高い目標を掲げていなかったか評価してみよう。

❸（上の２つに該当しなかった場合）残った課題に対して自分は何かできないか

　できなかった部分，残った課題について，ただ落ち込むのではなく，患者のために次につながる行動をとろうとしているだろうか。

　なぜできなかったか，その要因の分析はしただろうか。残された課題は患者やスタッフと共有されているだろうか。

2. できたところだけ振り返るケース
❶患者の長い経過の中に位置づけて振り返ったか

　「自分がしていた／できた援助」は，自分がいなくなった後どうなるのか。実習後の患者の生活を思い描いてみよう。何か課題として残っていることはないだろうか。

❷ほかの学生の実践や気づきから得るものはないか

　ほかの学生のかかわりや気づきを自分のケースにあてはめて振り返ると，やり残したこと，気づけなかった点，次へと活かす課題などはないだろうか。

患者やスタッフと看護過程を共有する

前節の振り返りを活かし，学生自身と患者との関係が今後の患者の対人関係形成の力になるように，また，今後の患者の生活や援助の力になるように，終わりかたを工夫することが求められる。

援助関係の終結

実習期間というのは，学習の期間であるだけでなく，患者を看護する期間でもあった。援助関係の終結に際し，ペプロウのモデルの4つの局面[1]を，自身の実習開始から実習が終わるまでの過程となぞらえて読みなおすとよい（図20）。

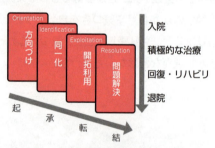

図20 ペプロウの患者-看護師関係モデル（再掲）
H.E.ペプロウ（小林富美栄ほか訳）『人間関係の看護論—精神力学的看護の概念枠』[1]より一部改変

実習期間は，患者とともに解決策を模索し，患者とともに立てた目標や計画を患者が実行するのを毎日援助してきた。実習期中に解決できたことも，できなかったこ

ともあるだろう。だが，実習が終わった後は，患者は学生の援助なしで掲げた目標や計画をやっていけるようになることが求められる。そのため，一緒に取り組んできた問題を，今度は患者本人に返すのである。この作業は，場合によっては数日間をかけて行う必要があることもある。

患者はニードが十二分に満たされればおのずと新しい目標に自分の願望をあわせるようになる，とペプロウは言っている。短い実習期間ですべてのニードが満たされるというわけではないが，学生とともに取り組んで獲得した技術や能力と，学生に助けてもらっていた部分について今後どのように活用していけばよいかの見通しがあれば，患者は学生がいなくなった後も問題解決に取り組んでいくことができる。患者にそうした見通しが立てられるように，取り組んできたことについて患者と振り返るだけでなく，医療スタッフと共有をして体制を整えていくなど，学生が環境調整していくことが必要な場合もある。

患者と伝えあう

実習を終えるに際して，患者によっては，見捨てられ不安をもったり，「裏切られた」という感情をもったり，あるいは，それまで毎日来て一緒に過ごしていた学生がいなくなるという環境の変化自体が患者に大きな影響を与える場合がある。こうしたことから患者が混乱しないよう，また，時には「実習が終了したために別れる」という現実的認知ができるよう，支えていくことも大切で

ある[2]。

　別れに際し，お互いの思いを共有することで，心おきなく関係を終えられるような工夫をしよう。実習の最終日には，できるだけ，患者と２人で会話できる時間をもてるようにする。そして，受け持ち患者に，実習を通して感じたことや学んだこと，患者に対する期待などを，自分なりの言葉で具体的に伝える。また，患者に対しても，学生に対して感じたことや思ったことの表現を促す[3]。

　学生がいなくなることに対してどう対処してよいのかわからず，患者が別れに大きな不安を抱いている場合や，自分がいなくなると患者は病棟でやっていけないのではないかと学生自身が不安を感じている場合には，まずペプロウの次の問いかけから実習中の援助を振り返ってみるべきである。

　「看護婦（→学生）[*1]が自分のなすべきことをすべて決定し，それらの点から成果を評価したとしたら，患者は自由に自主的にふるまうことができるであろうか？　だれか（→学生）[*1]に彼の動きのすべてをあやつられているとしたら，患者は自発的に自由に行動できることを学べるであろうか？」[1]

医療チームでの共有

　つい実習活動を「患者―学生」との関係でとらえてしまいがちだが，実際には，学生は医療チームとともに患者にかかわり，患者を取り巻いてきた一員である。実習

⑤ 実習を振り返り，患者やスタッフと看護過程を共有しましょう！

中に行った援助には,学生が担当し実施してきた部分と,看護師やほかのスタッフとともに担当してきた部分とがあるだろう。学生がいなくなった後も,看護師やほかのスタッフは患者の援助を担っていく。もし,実習後にやってもらいたい援助や,スタッフが把握していないが援助に影響を及ぼすような情報,自分が患者とともに解決できた問題があれば,きちんと伝えてから実習を終える必要がある。

その場合,実習が終わるまでに,担当看護師(プライマリーナース)と話す機会をもつようにしたり,教員や指導者に仲介してもらい,担当看護師への手紙や簡単なサマリー(のようなもの)を作成したりするなど工夫をする。別れ際に気になる反応があった場合にも,教員や実習指導者にその後の対処について相談してから実習を終えるようにする。

学生からすると,ほんの些細なことに思えるかもしれないが,学生の気づいた患者の反応や「気になる一言」が治療上とても重要な意味をもつことがある。医療チームと共有すべきかどうかや,共有の仕方で判断に迷ったときには,まずは教員や実習指導者に相談してみることが大切である。

＊1　筆者加筆。実習を振り返るために,この部分を学生に読み替えてみること。

引用・参考文献
1) H.E.ペプロウ(小林富見栄ほか訳):人間関係の看護論―精神

力学的看護の概念枠. 医学書院, 1973.
2) 田中美恵子編：精神看護学―学生-患者のストーリーで綴る実習展開. 医歯薬出版, 2001.
3) 川野雅資編：患者 - 看護師関係とロールプレイング. 日本看護協会出版会, 1997.

5 実習を振り返り，患者やスタッフと看護過程を共有しましょう！

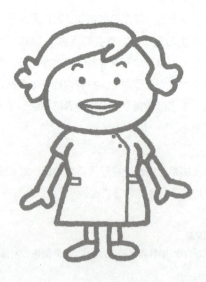

2

精神看護学実習で遭遇する場面

はじめまして，よろしくね！ これから紹介する事例は，先輩方の経験から得られた貴重な知識です。看護は臨床の学問です。大切なことはみんな患者さんが教えてくれます。わからなくなったら患者さんに聞くのが一番よ。でももし，聞き方がわからないときはこの事例集を参考にしてね！ 答えはあなたにしかわからないけど，答えの探し方はここに載っているはずだから。

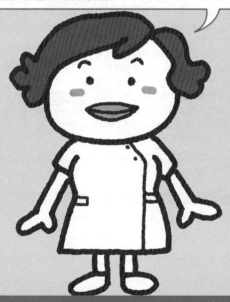

モモエ師長

とある精神科病院の看護師長。精神科看護の道一筋24年の大ベテランである。趣味はカラオケであるが，なぜか自分を某大物歌手と同一化しており，患者やスタッフからはいつも「モモエ師長」という愛称で呼ばれている。自称27歳のおちゃめな48歳。

患者さんに拒絶された
はじめから患者さんと会話すらできない！

Aさんは24歳の男性。18歳のときに統合失調症を発症し，何度か入退院をくり返している。19歳で前胸部腫瘤の手術を受けた既往がある。今回は内服を自己中断したため，幻覚・妄想状態が活発化し「自分の胸には鬼のマークがついているから，清めてもらわないといけない」と言い，神社に立てこもったため，近所の住民に通報され再入院となった。入院当初は「胸からドクロが出ている。赤ちゃんの声が聞こえる」と言い，部屋でおびえていることがあった。現在は個室にて療養しているが，幻聴や妄想の状態を聞くと「何も聴こえない」と否定している。しかし，看護師の観察では独語や空笑が見られる。もともと，人とのかかわりが苦手でレクリエーションには参加せず，詰所にもメロンパンをもらいに来る程度で，自分から話しかけることは少なかった。入浴はほかの患者がいると体を洗わずに出てくるため，看護師見守りのもと，1人で入浴していた。実習初日に私があいさつに行くといきなり布団をかぶり「出て行ってください！」「あっちに行って！」と言われ，検温すらできなかった。

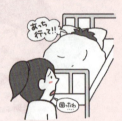

実習初期に私が感じたこと

カルテを見るとAさんは「幻聴や妄想はない」と否定している。しかし，私が声をかけても独り言を言い，笑っていたりするので，幻聴が聴こえていると思う。初めは拒絶されてショックだったが，初対面なので仕方がないと感じた。しかし，なんとかコミュニケーションをとり，Aさんにとって必要な援助を行いたいと思うので，時間をずらして部屋に行き根気強く話かけてみようと考えた。

実習初期のケアプラン

　Aさんは1日中，幻聴を聴いているので部屋の外には出ずに臥床していることが多い。しかし，このまま幻聴や妄想にとらわれたままだと，人とかかわることができなくなるのではないかと感じた。そこで，毎日少しずつ人とコミュニケーションをとり，現実の世界に目が向くように次のようなケアプランを考えた。

アセスメント
　Aさんは幻聴があるだけでなく，もともと人とかかわることが苦手である。私が仲介することでほかの患者さんや学生とコミュニケーションがとれるようになり，日中の活動性があがるのではないかと考えた。

長期目標
- 他者とかかわりをもつことで，妄想から現実の世界に目を向けることができる。

短期目標
- 病棟のレクリエーション活動に参加できる。

ケアプラン
- 私と一緒に朝のラジオ体操に参加する。
- 1日1回，部屋から出て私と一緒にホールに行く。
- Aさんが話してくれないときは，私のことを話してみる。
- 拒否されたら「○時に来ますね」と時間を伝える。
- Aさんが話をしてくれたら「もっと教えてください」と関心があることを理解してもらう。
- ほかの人とも会話ができるように，ほかの学生からもAさんに話しかけてもらう。

しばらくして……

　初めはまた拒絶されるのではないかと，おそるおそる部屋に入っていたが，時々布団から顔を出して検温をさせてくれることもあったので根気強く誘い，ケアプラン

に沿って看護をすすめていた。

しかし，ある日突然「お前は侵害者だろ！　殺しに来たのか！」と言われ，布団を投げられてしまった。

モモエ師長のワンポイントアドバイス

患者さんは，なぜ拒絶していると思いますか？
患者さんの行動には必ず意味があります。病気には回復過程があって，その時期によって患者さんへのかかわり方は違います。Aさんの状況を見ると部屋でも布団をかぶっていることが多いようだし，人を寄せ付けないのですよね？　無理にかかわろうとすると，Aさんは脅威に感じるかもしれません。
「がんばって援助をしよう！」と思っていても患者さんから見れば，私たちも侵害者になる可能性があります。患者さんの回復時期をアセスメントしてプランを立ててみましょう。

ケアプランの修正

Aさんの言動を振り返って現在は回復時期のどの段階なのか，もう一度，図をつくり整理することにした。Aさんが布団に入り部屋から出ないのは，人とかかわることが苦手だからだと思っていた。しかし，Aさんの言動や状況を回復時期にあてはめてみると，臨界期の状態で

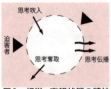

図1　幻覚・妄想状態の精神構造
阿保順子編『統合失調症急性期看護マニュアル』[1]より引用

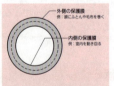

図2　幻覚・妄想状態にあって患者自らが張っている保護膜
阿保順子編『統合失調症急性期看護マニュアル』[1]より引用

はないかと気づき，アセスメントしなおした。

この時期の精神構造は**図1**，**図2**のように，まだ自他の境界がはっきりしておらず，ちょっとした刺激で自分の中に侵入される感覚を抱いてしまう段階である。そのため，自分を守るために保護膜を張る必要があるが，それが布団をかぶり部屋から出ないことだったのだ。私の最初のプランでは，ほかの学生にも積極的にかかわってもらったため，Aさんは脅威に感じていたのではないかと思った。

そこで，刺激が強くならないように，静かな環境を提供することを第一に考えた。前日のAさんの睡眠状況などの情報収集を行うとともに，当日の言動や状態を観察し，コミュニケーションがとれるようならAさんに行いたいケアを伝え，承諾を得てから実施することにした。

アセスメント
Aさんは，外部からの些細な刺激にも脅かされている状態である。Aさんとのコミュニケーションを通じて，表情や反応，行動を観察し，その日のAさんの状態に合わせたかかわりを試みる。

長期目標
- セルフケアが自立できる。

短期目標
- スタッフとコミュニケーションがとれ，介入を受け入れることができる。

ケアプラン
- 不足しているセルフケアをアセスメントする。
- 入浴など，自分で実施できるセルフケアレベルを観察する。
- 検温や入浴介助を行う際は必ず説明をし，承諾を得てから実施する。
- かかわるときは短時間にし，刺激を避ける。

> **モモエ師長のワンポイントメモ**
> 統合失調症患者の「寛解過程」について調べてみましょう！

　しばらくして，Aさんから「メロンパンを買ってきて」と声をかけてもらえた。購入し，メロンパンを手わたしたところ，「ありがとう」と言ってくれた。

> **モモエ師長のワンポイントアドバイス**
> "拒絶された"という現状だけをとらえるのではなく「どうして拒絶するのかな？」と考えてみることが大切です。「患者さんに関心をもつこと＝患者理解」につながります。
> 今回の初期のケアプランでは，拒絶されるという経験をしたことから，「実習中に何か援助をしなくては！」という焦りが生じ，Aさんの状態を理解することが後回しになっていましたね。精神看護学実習では他科と違い，必ず何か援助をしなければいけないということはありません。患者さんの精神状態によっては「見守る」「観察する」という援助が必要になる場合もあります。また目に見える症状だけに振り回されると，患者さんの全体像が見えなくなる可能性があります。回復過程とともに精神状態を査定し，患者さんのセルフケアレベルに合わせたプランを立案していきましょう。

引用・参考文献
1) 阿保順子編：統合失調症急性期看護マニュアル. p.75, すぴか書房, 2004.

患者さんに拒否された！
仲良かったのになぜ……

Bさんは56歳の女性。28歳のときに統合失調症（妄想型）を発症して以来入退院をくり返し，30歳以降は現在まで一度も退院することなく26年間入院生活を送っている。現在も残存する主な症状は，関係妄想と血統妄想である。いままでに何度か退院（グループホームなどでの生活）をめざした取り組みがなされてきたが，なぜか精神状態が増悪し失敗に終わっている。陰性症状は見られない。院内での日常生活はほぼ自立している。病棟の日課にも自主的に参加しており，SSTやOTでの活動も積極的で楽しそうである。身体的には，抗精神薬の副作用による錐体外路症状が認められる。退院の要求は常にあり，無断で離院しようともするが，いつも誰かに発見されて未遂に終わっている（わざと発見されるような離院の仕方をしている）。対人関係上の特徴として，まわりの人を日本人（一番仲が良い人），マレーシア人（好意的な人），アメリカ人（やや敵対的な人），ロシア人（敵対的な人）などに分類している。

私が初めてあいさつに行った際には笑顔で応対し，マレーシア人ということで受け入れてもらえたため，良好な関係が築けるかに思えた。

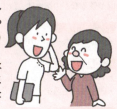

実習初期に私が感じたこと

カルテやスタッフの情報から，現在の入院生活は安定しており，SSTやOTにも積極的に参加されているため，エネルギーに余裕がある状態と判断した。また，退院の要

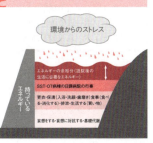

図1　Bさんの現在の状態

求が常にあるため,退院意欲もあると判断し,退院支援を積極的に進めるべきだと感じた。

実習初期のケアプラン

Bさんは現在の入院生活では「退屈」しており,退院への意欲も高いことから,退院に向けた積極的な援助が必要である。そこで,1人暮らしに向けて日常生活の拡大をすべく次のようなケアプランを考えた。

アセスメント
Bさんは退院するために必要なエネルギーをもっているが,長期入院の影響で現状を変える力を失っている。また,食事の準備,掃除や洗濯などの家事は入院生活ではほとんど行っていない。

長期目標
- グループホームへの退院に向けて家事が行えるようになる。

短期目標
- 1人暮らしができるようになるために家事の範囲を拡大する。
- 退院後の生活をイメージできるようにする。

ケアプラン
- 洗濯は毎日自分でする。
- 寝具の交換は自分でする。
- 料理を自分で作る日を設ける(買い物も含めて)。
- 部屋の掃除を毎日自分でする。
- グループホームの見学に行く。
- グループホームでの生活について私と話しあう。
- グループホームでの生活をシミュレートしてみる。

しばらくして……

ケアプランどおりに看護を進めていたある日,突然にBさんから「ロシア人とは話したくない,あっちに行け!」と拒否されてしまった。また次の日には,「あなた

はどちら様ですか？ お名前は？」とまるで初対面かのような反応であった。

モモエ師長のワンポイントアドバイス

患者さんが拒否することには必ず意味があるのよ。共感的理解によって患者さん自身が感じていることや置かれている状況を理解すれば，おのずと道は開かれるはず。患者さんの向かう先（長期目標）をともに考えることがケアプランのはじめの一歩です。それと，短期目標はBさんの状況や思いに合ったものになっているかな？
また，これまでも退院に向けた取り組みがうまくいかなかったのには何か理由があるのでは？

ケアプランの修正

　私がもたらした新しい刺激を従来のBさんの生活に加えたエネルギーの**図2，3**をつくり，Bさんの置かれている状況を整理した。そのうえでBさんになってこの状況を理解（共感的理解）してみると，初期のケアプランのもとでのかかわりは急激過ぎる変化であったことがわかる。病棟での生活が退屈しているかに見えていたが，実はギリギリのラインで安定を保っていたのである。

　また，パターン化した日常生活ではあまり多くのエネルギーを必要としないが，新しい活動の初期にはより多くのエネルギーを必要とする。Bさんの持っている余分なエネルギーを過大評価していたことに気づいた。

　そこで，まずは持っているエネルギー量の増加をはからなければならないと考えた。具体的にはSSTやOTを

含めた日常生活での活動量を増加させることで持っているエネルギーの最大値を増加させる。また，活動量がエネルギーの最大値を超えない範囲で「ややきつい」程度の負荷となるように心がける。Bさん自身には自分のエネルギーの限界がわかりにくいため，新しい活動をした翌日は休養をとるようにする（筋力トレーニングと同じ原理）。活動中，活動前後，翌日の精神状態や睡眠状況などを観察し，活動内容と量が適切かを見極めるようにする。

　私は，Bさんの状況を理解できたことを伝えた。さらに，退院して生活していくためにどのようなことが必要か，新しい計画をBさんとともに考えながら次のような計画を実施するようにした。

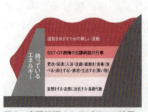

図2　実習初期のケアプランの結果

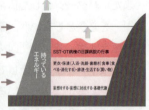

図3　修正後のケアプラン

> #### アセスメント
> 　Bさんは，入院生活によって安定を保てている状態であり，多くの新しい活動をはじめるだけのエネルギーの余裕はない。Bさんのペースで少しずつできることを増やしていく必要がある。
>
> #### 長期目標
> - 1人暮らしができるようになるために家事の範囲を拡大する。
>
> #### 短期目標
> - Bさんに無理のない範囲で家事の範囲を拡大する。
>
> #### ケアプラン
> - SST・OTに参加を続ける。
> - 洗濯は週に1回自分でする。
> - 寝具の交換は自分でする。
> - 学生と一緒に週1回買い物に行く。
> - 部屋の掃除を週1回自分でする。　　　　　　　　など

　しばらくしたある日，わたしは再び"マレーシア人"に戻ることができた。

> #### モモエ師長のワンポイントアドバイス
> このように，「患者さんに拒否された！」と気づいたときには，まず自分のかかわりが患者さんにとってどうであったか，振り返ってみることが大切です。
>
> 今回の場合は，初期のケアプランで，あまりに高すぎる目標と急激すぎる変化をBさんに求めていたことがわかりましたね。目標へと向かう階段の一段一段を小さくし，Bさんにとってより実践しやすいプラン，Bさん自身が実践しようと思えるプランにしていくことが大事です。
>
> また，患者さんのことに関心を向ける（気遣う＝ケア）だけでも，大切な看護になっています。実習となると，つい，自分の実習期間中に「何か変化させなくちゃ！」という焦りで，ケアよりも実習中心のプランになりがちです。こういうときは，実習に来ている自分の心理状態を振り返ってみることも大切です。

患者さんがだんだんよそよそしくなってきた

Cさんは58歳の男性。5年前にうつ状態から昏褥状態になり，食事もとらなくなり，初めての入院となった。仕事は高校の教師をしていたが，3回目の入院のときに退職となった。妻も学校の教師をしており，経済的には安定している。

今回は4回目の入院で，現在入院3か月（1回の入院期間はいずれも2か月から4か月程度である）。今回は，入院当初から食事をとることはできていたが，ベッドに横臥して過ごし，他者と交流を持つことはない。しかし，薬物療法を中心に少しずつかかわりをもつことで，徐々にレクリエーションなどに参加するようになった。

現在は，日中にはOTやSSTに自主的に参加し，安定した状態を見せている。入院生活上障害となる症状はなく，近く退院の予定となっている。今回，社会復帰についての学習も含め，私が受け持つこととなった。非常に協力的であり，自分の体験などを語り，私も多くの情報を得ることができていたが……。

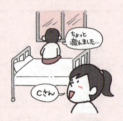

実習初期に私が感じたこと

元学校の教師であったこともあり，できるだけ私に情報を提供してくれようとしているのか，受け持ちの初日からCさんは，うつ状態の中で自分が体験したことや感じたことなど，いろいろと話してくれた。自己の振り返りを行えていることから，退院を目標にした働きかけが大切であり，退院後の生活を確立していくことが再入院にならないために必要なことだと感じた。

実習初期のケアプラン

Cさんは入院生活上で障害となるような問題はないが,それは病棟での1日の流れが決まっているからだと考えた。退院後の生活もふまえて,起床から就寝までの1日の流れを確立することが必要ではないかと考え,次のようなケアプランを考えた。

アセスメント
現在,Cさんは入院前の状態から入院時の気持ちの変化などを振り返りながら話してくれているが,入退院をくり返していることから,状態変化の前兆を見過ごしているのではないか。規則的な生活を送ることで,状態変化の前兆の目安を得られるのではないか。

長期目標
- 規則的な生活リズムを確立することができる。

短期目標
- 退院後の1日のスケジュールを確立する。

ケアプラン
- 1日の流れを表にして目で見えるようにする。
- 余暇の時間に何をするのかを書き出す。

しばらくして……

受け持ち時からCさんはみずからの体験など,さまざまなことを積極的に話してくれていたが,実習2週目に入ったころから布団にもぐりこみ,私の声かけにも応答しなくなった。

>
> **モモエ師長のワンポイントアドバイス**
> Cさんはサービス精神が旺盛なのか,自分のペースがわからず,本人が気づかないうちにエネルギーを消耗したのかもしれません。
> それと,この計画はCさんの意思は反映されているのかな? よくあるコミュニケーションの失敗には,かかわりが一方的な関心に終始する場合があります。Cさんにとって重荷にならない適度な距離を保つことはできているかな?

ケアプランの修正

 私はこれまで,Cさんの話を聞いて,それを記録に書くことに一生懸命となり,得られた情報を活用できていなかったことに気づき,あらためて情報を整理してみた。

 Cさんは働くことが好きで,自宅での畑仕事も根を詰めて体調を崩すギリギリまでがんばってしまっていたり,「眠気がするし,のどが渇く」との理由から自己判断で薬物の調整を行っていたりと,うつ状態改善に向けた生活が送れていないことがあらためて確認できた。今後入退院をくり返さないためには,家族の協力とCさん自身が長期にわたる治療を受け入れることは大変重要であるため,治療を継続できるような生活の調整が必要であると考えた。また本人が自身の変化にいち早く気づくためには,Cさんの妻との連携も重要である。

 私はいままで,Cさんの意思をたしかめずにケアプランを立てていた。そこで,あらためてCさんとともにこれからのことを考えたいことを伝え,まずCさんの望んでいることを聞かせてほしいと,初めて意識的に質問をすることができた。Cさんは「元気に働きたい」と話してくれた。そこで,Cさんの希望に沿うように健康を気づ

かいながら働ける方法を一緒に考え，次のようにケアプランを修正した。

> **アセスメント**
> Cさんは病気に関する理解は十分できていると考えられるが，自身の症状と一致させて考えることはできていなかったために，勝手な服薬の調整・中断をしてしまっていたと考えられる。(再) 入院となる状況ではCさんの生活にどのような変化があったのかを具体的に示していくことで，うつ状態の前兆に気づくことができるのではないか。
>
> **長期目標**
> ・再入院をせずに，退院後に安定した療養生活を送ることができる。
>
> **短期目標**
> ・自己判断による薬物の調整，中断を行わない。
> ・体調の変化を早期に発見する。
>
> **ケアプラン**
> ・退院前に副作用について十分に説明を行う。
> ・体調不良時は必ず医師に相談することができる。
> ・入院前のうつ状態の前兆を書き出し，自分で確認できるようにする。
> ・がんばりすぎないことを意識する。
> ・十分な休息をとる時間をつくる。

　入退院をくり返しているCさんが，ケアプラン修正後に「自分ではそんなつもりはなかったのに」と感じた体験を話してくれたように，入院前の変化を示すことで，Cさん自身が気づいていない行動に気づくことができた。そのことで，「がんばりすぎないこと」「勝手な服薬調整をしないこと」をあらためて確認することができた。

モモエ師長のワンポイントアドバイス

今回のように,学生さん中心のケアプランはよく見かけることがあります。患者さんがしっかりしていればしているほど,我慢した末に距離をとってしまうことがあります。ケアプランは患者さんと一緒にね!

でも,患者さんのニードだけではなく,私たちの思いもきちんと話していくことが大切です。

今回Cさんのおかげで情報はたくさん得られたと思います。「元気に働きたい」というCさんの思いを実現するために多くの情報を持っていることは大切ですが,活用するためには,きちんと整理しておくことが必要でしたね。

ケアプラン修正後は情報も整理され,Cさんの入院前の行動変化を言葉で確認することができたことはよかったと思います。

患者さんがどんどんべったりしてくる
…… このままでもいいの？

> Dさんは42歳の女性。軽度の知的障害がある。最近まで社長夫人として会社の事務をしており，子どもが2人いる。母親は近くに住んでおり，かなり過干渉である。Dさんを幼少のころから甘やかしており，怒ったことがなかったという。夫の仕事が忙しくなったころから，Dさんの飲酒の量が増えた。飲酒をやめることができず，入院となる。
>
> 入院後は人に対しての距離が近くなり，スタッフの手を握って話さなかったり，特定患者の側を離れなかったりと，周囲の人に依存的になる。私が受け持ち始めてからは，「学生さん〜！ 今日もよろしく〜！ 一緒にオセロしましょう！」「ああ〜学生さん，会いたかった〜！」などと，終日べったりと私から離れないようになった。

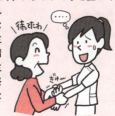

実習初期に私が感じたこと

実習初日から私に対し好意的であったので，実習に対する不安や緊張感がやわらいだ。しかし，実習がすすむにつれずっと手を握られたり，私の側を離れず，べったりしてくるようになった。私はそんなDさんに陰性感情を抱いた。

実習初期のケアプラン

Dさんは周囲の人に依存的であり，人との距離を保てない状況である。人に依存し，適切な距離を保てないことにより，他者に受け入れられにくい。このことから，人との距離を適切に保てるような援助が必要である。

> #### アセスメント
> 　人に依存的で適切な距離を保てないことは，退院後の生活を送るうえで社会的に受け入れられない可能性が高い。人との関係を築くうえで，適切な距離を保てるようになるためにケアプランを考える必要がある。
>
> #### 長期目標
> - 人とのかかわりにおいて，物理的にも心理的にも適切な距離を保つことができる。
>
> #### 短期目標
> - 私とのかかわりにおいて物理的・心理的に適切な距離を保つことができる。
>
> #### ケアプラン
> - 心理的距離を保つことができるようになるために，私と過ごす時間を短くする。
> - かかわりの中で，対人距離について不快と感じたときはきちんとDさんに伝え，物理的な距離を保つことができる。
> - SSTやOTで対人関係についての訓練をする。

しばらくして……

　心理的・物理的距離を保つことができるように，私はDさんが「学生さん，オセロしましょう」と誘ってきてもあえてすぐには応じないようにした。手をつないできたときは「嫌なので，やめてください」とはっきりと言うようにした。それからしばらくして，私にあんなにべったりしていたDさんが，あまり近づかないようになった。Dさんへの陰性感情はあったものの，Dさんから避けられていることがわかったときはショックを受けた。なぜDさんが私を避けだしたのかわからなかった。

モモエ師長のワンポイントアドバイス

患者さんが近づかなくなったのには理由があるはずです。患者さんに陰性感情を持ち，その感情に振り回されていると患者さんを冷静に見られなくなり，判断を誤ってしまうことがあります。
Dさんの依存的になるという行動の背後には何があるのでしょう。Dさんの思いを理解できていましたか？　また，Dさんとケアプランについて十分な話しあいができていたかな？　依存的になってしまうことの背景には，乳児期の発達段階での問題があることも否定できないですね。

ケアプランの修正

　Dさんは現在，依存的な状態にある。激しい愛情や依存を求める背景には，安定した愛着パターンが構築されていない可能性がある（基本的信頼感の欠如）。夫の仕事が忙しくなったころから飲酒の量が増えたことからも，それまでは夫がDさんの心の支えとなっていたと考えられる。夫の仕事が多忙になったことを契機に支えを失ってしまったことになる。

　Dさんは自分の中で不安や葛藤が生じると，対処行動として依存的な行動をとっていたと考えられる。Dさんに対する陰性感情ばかりに気をとられて，依存的な行動の背後にあるDさんの気持ちに目を向けられなくなってしまっていた。そのため，Dさんと十分な話しあいができず，ケアプランの意図も伝わっていなかった。その結果，Dさんは，「信頼していた学生に拒否された」と思い，私にあまり近づかなくなったと考えられる。これらのことに気がつき，私は次のようにケアプランを修正した。

アセスメント

　Dさんは，不安や葛藤があると何かに依存的な行動をとるという対処行動をとってしまう。これでは退院後も何かに依存をしないと自分を支えることができない可能性が高い。また，依存という行動様式を考えると，基本的信頼感が欠如している可能性もある。そのため，信頼関係を維持するために，本人の心を支えるように安心感や安全感を与える援助を継続的に行い，自律性や自主性を養っていくことが重要である。さらに，ストレス耐性が脆弱化（心が弱っている）しているので，SSTやOTとあわせてストレス耐性を強化していく必要もある。

長期目標

- 他者に依存せずに生活することができる。

短期目標

- 信頼関係を築き，私に安心して不安や葛藤，困ったことを伝えることができる。

ケアプラン

- 物理的な距離があったとしても，信頼できる存在と思われるように信頼関係を維持するかかわりをする（安全感，安心感を与える）。
- 不安や葛藤があるときにどのように解決できるか，一緒に考える。
- SSTやOTで対人関係についての訓練をする。
- 我慢できる力をつけるために，少しずつ私と過ごす時間を短くできる。入院前のうつ状態の前兆を書き出し，自分で確認できるようにする。

　私はDさんと信頼関係を取り戻すために，ケアプランについてDさんの気持ちを聞かなかったことや，自分にべったりとしてくることについて憤りを感じてしまったことを伝え，謝罪した。その後，私はDさんと信頼関係を取り戻し，ケアプランの共有ができるようになった。少しずつ自分の抱えている問題に対し，前向きに取り組もうとする姿が見られるようになった。

モモエ師長のワンポイントアドバイス

はじめはDさんへの陰性感情によってDさんという人自身の理解をせず，一方的なケアプランを展開した結果，Dさんとの信頼関係を崩してしまうことになりましたね。しかし，修正後は，自分の陰性感情に気づき，Dさんの依存的な行動の背景にあるものを理解したうえでのケアプランを立案し，展開していったことがよい結果につながったと思います。まずは患者さんの理解を深めることが大切だといえますね。

このように，患者さんの抱えている問題にアプローチするときは，疾患などの生物学的な側面，生い立ちや家族背景などの心理学的な側面，現在の環境などの社会学的側面など，さまざまな視点が必要になります。さらに，自分の感情に気づき目を向けることと，患者さんに対して共感的理解ができることも非常に重要ですね。

誰も患者さんのことをわかってくれてない！
私がなんとかしなければ！

Eさんは19歳の女性。15歳のときにクラスの男子に「太っている」とからかわれ，ダイエットを始めたことをきっかけに体重が減少し，外来通院していた。自宅での食事摂取を約束し，ようすを見ていたが，体重測定時ポケットに石を入れ体重が増加したように見せる行動があった。今回，下着で体重測定をしたところ32キロに減少していたため，摂食障害と診断され初回入院となった。自宅では母親が食事を食べるように言うと泣き出し，暴れるため，本人が希望するカロリーオフゼリーのみ摂取させていた。

現在，治療の枠組み（行動契約）として「①食事はホールで全量摂取する」「②食後は自室で1時間安静にする」「③体重測定は週1回施行する」ということが約束されていた。身体的には電解質異常と低血圧による転倒のリスクが高いことから，入浴は看護師の見守りのもと行っている。

入院目的は体重増加であるが「太ったらモデルのオーディションが受けられなくなる」と話し，食事を隠れて捨てていることがあった。また，看護師が食事摂取の状況を観察していると「見ないでください。食べようと思っていたのに声をかけられたから食べられなくなった！」と言い，看護師と主治医に抗議することがあった。私が初めてあいさつに行くと「私の味方になって仲良くしてね」と笑顔で握手を求めてきた。

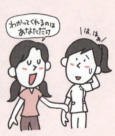

実習初期に私が感じたこと

カルテを見ると食事に対する抵抗が感じられる。Eさんから「スタッフが無理矢理ご飯を勧めてくるので精神的につらい。学生さんから全量食べなくてもいいように先生に伝えてほしい」と泣かれた。Eさんは私と年齢が近いことから，本音を話しやすかったのではないかと思っ

た。また，食行動を強制することでストレスがかかると考えられたため，食事に対する思いを聞き，Eさんの意思を尊重しながら援助をすすめていくべきだと感じた。

実習初期のケアプラン

Eさんは「モデルになりたい」という夢があるため，体重を増やすことに抵抗がある。しかし，食事摂取は生命維持のために必要不可欠なセルフケアである。そこで，Eさんが食事を楽しみながら負担なく食事を摂取できるようにケアプランを考えた。

アセスメント

Eさんの身長は160cm，体重が32kgなので計算するとBMIは12.5である。このことから危機的な状況であると判断できる。しかし，食事摂取やスタッフの観察に対する抵抗があるため，精神的負担を減らすようなケアプランが必要である。

長期目標
- 食行動を楽しむことができ，治療に対する理解を深めることができる。

短期目標
- 食事を楽しみながら摂取し，体重増加につなげることができる。

ケアプラン
- 私が隣に座って一緒に食事をし，観察されていることが気にならないように声かけをする。
- スタッフに対して意見や抵抗がある場合は，私が仲介役になることを伝える。
- どんな物なら食べられそうか情報収集し，できることは採用する。
- どんな方法なら食事を楽しむことができるか聞き，可能なら実施できるようにする。
- 体型以外のことに興味がもてるような話題づくりをする。
- 食事やボディイメージについて思いを傾聴する。

しばらくして……

ケアプランどおりに看護を実施していたが，カルテに「私のことを理解してくれるのは学生さんだけ。学生さんは楽しく食事をすることが大切だと言ってくれたのに監視しないで！ スタッフの言うことなんて信用できない！」とEさんが訴え，私のかかわりが治療に支障をきたしていることが記載されていた。

私がEさんのところに行くと「食べ物を隠したことを告げ口したでしょ？ 学生さんも楽しく食事することが大事って言ってたじゃない！ うそつき！」と興奮ぎみに訴えてきた。

モモエ師長のワンポイントアドバイス

Eさんはなぜ，そんなことを言ったのかな？ その理由を考える必要があります。
入院前も自宅で自分の意にそぐわないこと（たとえば「食事を食べなさい」）を言われると泣いたり，暴れたりしたことがあったみたいですね。この2つのエピソードをよく考えてみましょう。
また，初期のケアプランがEさんにとって本当に適切だったか，また治療の枠組みと学生さんのケアプランにズレはなかったのか，振り返りをする必要があります。

ケアプランの修正

これまでの経過を振り返ると，私は実習初日からEさんが自分を受け入れてくれたことや頼りにしてくれたことを「心を開いてくれている」と勘違いしていた。そのため，嫌われることが怖くなり，Eさんの言うことをすべて肯定し，信頼関係を築こうとした。しかし，全体像

を把握し，状況を整理すると，私が初期に実施していたケアプランは治療の枠組みを崩し，そのことでEさんをより危険な状態にしてしまっていることがわかった。また，年齢が近かったため心理的距離がとれておらず，友達のような感覚になっていたことや，プロセスレコードの振り返りから"対人操作"をされていたことに気づくことができた。

　そこでEさんの治療にとって何が優先されるべきなのか，もう一度考えてみることにした。Eさんの入院目的は体重増加であるが，操作的行動があるため主治医やスタッフが治療の枠組みを設定し，チーム全体で統一した対応をしている。私はいままでEさんの言動に振り回され，具体的に何が不満なのか，退院するためにどうしたらよいのか，というEさん自身の考えを聞くことができていなかった。私はEさんのところに行き，どうしたら退院できるのかを一緒に考え，ケアプランを修正することにした。

> **アセスメント**
> 　Eさんは,治療の枠組みによって監視されているという思いが強く,治療に対して非協力的である。退院に向けて,どう行動すればよいのかEさんの考えを聞き,ケアプランに反映していく必要がある。

> **長期目標**
> - 食事摂取カロリーが理解でき,体重増加につなげることができる。

> **短期目標**
> - スタッフの介入を受け入れ,治療に参加できる。

> **ケアプラン**
> - 入院当初に自分が約束した枠組み(①~③)を,責任をもって実行できる。
> - 看護師が実施する観察の必要性を理解し協力する。
> - 退院後の自己イメージを言語化できるようにする。
> - スタッフや私に摂食への不安や思いを表出できる。
> - 心配なことや不満があれば,私と一緒に主治医から説明を受ける。
> - 1人で摂取することが不安な場合は,私が隣に座り見守る。

　しばらくしたある日,私が部屋に行くと,Eさんが「退院したらアルバイトができるようになりたい。早く退院できるようにがんばりたいと思う」と声をかけてくれた。

> **モモエ師長のワンポイントアドバイス**
> 　今回はEさんと年齢が近かったことから心理的距離がとれず,巻き込まれた状態だったと考えられます。また,Eさんが学生にとった行動を"対人操作"といいます。これは他人を自分の思うように操り,コントロールすることです。
> 　初期のケアプランを見るとEさんが学生を操作し,自分が行動しやすい環境を整えようとしていることがわかりますね。このような操作行動に対してもっとも大切なことは「治療の枠組みを崩さず,統一した対応をとる」ことです。学生のケアプランだけを実施するのではなく,受け持ち看護師とプランをすり合わせ,実行していくことが重要になります。その際は患者さんの意見だけを反映するのではなく,入院目的に沿って立案・実行することが大切ですね。
> 　患者さんとの関係や言動に問題が生じた場合は,プロセスレコードを用いて自己の振り返りを行ってみるとよいでしょう。

患者さんの妄想の対象にされた！
私は「スパイ」で患者さんのお金を狙っているらしい

Fさんは60歳の女性。40歳のときに統合失調症（妄想型）と診断されて以来，入退院をくり返している。退院すると自宅にて生活するが，断薬することで妄想が活発になり，家族と折りあいが悪くなってくる。そのため，入退院をくり返すたびに入院期間も長くなり，7回目の今回は入院7年目となる。現在の主な症状は，被害妄想と誇大妄想。拒薬はなく入院生活を送っているが，精神状態に波があり「通帳の大金を引き落とされた」「娘から電話があるのに取りついでもらえない」など，攻撃的になり，他者とトラブルになる。症状が落ち着いているときはOT活動にも時々参加し穏やかに会話をするが，どちらかといえば部屋で静かに本を読んでいることが多い。院内での日常生活はほぼ自立しており，洗濯や部屋の整理もできている。私が実習で受け持ちのあいさつをしたときには「願いごとがあれば神様に頼んであげるから」と，笑顔で対応してくれた。

実習初期に私が感じたこと

　Fさんはいままで何度か被害妄想による他者への攻撃でトラブルを起こしており，孤立気味である。しかし，被害妄想が強く現れていないときはOT活動への参加や，初対面である私とも交流がはかれる。症状による影響が少ない時期であれば対人関係の修復がはかれ，孤立せずにうまく他者と交流がはかれるのではないかと感じた。

実習初期のケアプラン

　Fさんは，状態の安定している時期であれば他者から

の交流を拒否することもないが，孤立している。そのため，対人関係の援助が必要と考え，時々参加しているOT活動を通して他者との交流をはかり，他者とトラブルなく生活していけるように次のケアプランを考えた。

アセスメント
　Fさんの精神症状には波がある。症状による影響が少ない時期であれば他者との交流がはかれるが，過去のトラブルから対人関係の形成が困難である。

長期目標
- OT活動に自主的に参加できる。

短期目標
- OT活動に毎日参加できる。
- 自分から他者に話しかける。

ケアプラン
- OT活動に参加することの目的を知ってもらう。
- OTの活動に参加するように毎日私が声かけをする。
- OTの感想を私と伝えあう。
- OT活動で他者のよいところを見つけられる。
- 私を介してOT活動中に他者と会話する。
- 部屋にいる時間も私を介して同室者と会話する。
- 会話に慣れてきたら，自分からあいさつしてみる。
- OT活動で他者のよい点を見つけたら，本人に伝えてみる。

しばらくして……

　ケアプランどおりに計画を進めていたところ，「あなたはスパイだ！　私の通帳の暗証番号を盗みだしてほかの患者さんに教えたでしょう！」「私のお金を狙って何をするつもり！」と言われ，部屋にこもってしまった。声かけを続けたが，返答もなくなった。

モモエ師長のワンポイントアドバイス

患者さんが妄想を持ち,返答をしなくなったのはなぜかな? 物理的・心理的距離を考えないと,負担が大きくなってストレスを感じることがあります。Fさんはいま,どれくらいの刺激に耐えられるかな? 患者さんが部屋で過ごすことや,時々活動に参加することにも患者さんにとっての意味があります。安定している時期を逃さないようにと,焦りはなかったかな? 患者さんに必要な休息と活動のバランスを考えて,焦らず患者さんに合わせたペースでの目標設定を考えてみましょう。

ケアプランの修正

今回,私が受け持つ前のFさんはどのように活動と休息のバランスをとっていたのか,**図1**をつくり整理した。Fさんが日常生活で行っていたことはすべてが活動または休息であり,活動と休息のバランスをとるためにOT活動や他者との交流を調整していた。私は,病棟での活動量は時々参加するOT活動だけだと考え,基本的な生活の部分を入れていなかったことに気づいた。そのため,活動量の増加,休息の減少がFさんの心のバランスを崩すことになり,精神状態が悪化してしまった。また,OT活動や他者との交流は変動しやすく,バランスが崩れやすい。Fさんは孤立していたわけではなく,み

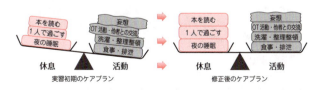

図1 活動と休息のバランス

ずから調整して他者とのかかわりをとっていたことがわかった。

まずは、本人が負担に感じる活動を、楽しく感じるようになることで、活動の質を変化させて活動量の安定をはかることが必要と考えた。そのため、OT活動に参加できたときや、日常生活活動が行えているときなどには肯定的フィードバックを行い、Fさんの疲労感を減らし、次への意欲となる力をつくる。また、ストレスと感じたときの対処方法と休息の仕方を確認することで、新たな刺激をかけないようにし、いつでも休息できるという安心感を持ってもらう。さらには今回、私のかかわり（距離の取り方）にも問題があったため、Fさんとの距離を考え、Fさんの負担とならず安心できるような存在になれるよう、声かけの仕方も考えることにした。

1人で過ごす時間を取り戻し、休息がとれたタイミングを見計らい、Fさんに今回のケアプランが負担になっていたことを理解したこと、私が焦って目標設定を高く考えすぎていたことを伝え、Fさんとともに考えながら、次のようなケアプランを実施するようにした。

アセスメント
Fさんは活動と休息のバランスが崩れやすい状態であり、急な活動量の増加は困難である。いろいろな活動を通して自己肯定感がもてるようなフィードバックを行い、活動の質を変え、活動量の安定をはかるような援助が必要である。

長期目標
- OT活動の参加回数が増える。

> **短期目標**
> - OT活動が楽しいと感じ，表現できる。
>
> **ケアプラン**
> - OT活動に参加したときは私やスタッフとよかった点を見つける。
> - OT活動に参加しなかったときは，自分の状態を考え，休息をとったということを認識してもらう。
> - OT活動中に負担を感じたら休み，休息をとる行動ができたことをほめる。
> - OT活動に参加せず，見学をしてみる日もつくる。
> - 洗濯・掃除ができていることは，安定していることであると認識してもらう。
> - 負担を感じたときの症状を把握し，私やスタッフに伝えておく。

しばらくして，「あなたの声はまわりを明るくさせるわね」とほめられた。

> **モモエ師長のワンポイントアドバイス**
> このように，患者さんのようすに変化が見られたときは距離を近づけるのではなく，患者さんにいま何が起きているのか，私のかかわりはどうであったか，一歩下がって観察することが大切です。今回の場合は，Fさんが「休息をとっている状態」を「孤立している」と見誤ったこと，焦って計画を進めすぎたことが問題でしたね。患者さんは刺激に弱く，ストレスがかかりやすいので，休息は大事な回復への一歩になります。「何か看護をしなくては！」と焦らなくても，休息を見守ることも看護です。患者さんが自分の行動1つ1つを認め，生活体験をくり返していくことで自我の強化につながり，刺激にも強くなっていけます。患者さんが体験したことに自信がもてるよう，支持的な姿勢をとることで信頼関係も生まれていきます。「何かしなくては」と思う気持ちなど，自分の傾向に気づくことも実習の大切な学びです。

引用・参考文献

1) 阿保順子編：統合失調症急性期看護マニュアル. p.75, すぴか書房, 2004.

否定も肯定もしないという意味がわからない！
否定していないつもりだったのに否定していた？

Gさんは23歳の男性。統合失調症に罹患している。大学受験に失敗し、著名人への誇大妄想が出現して、直接会いに行ったため入院となった。入院中も著名人に手紙を出したり、電話をしたりして、返事がないと「医師や看護師が邪魔をしている」と被害的になり、攻撃的な言動が続いた。病棟での集団生活の中では、Gさんの表情は硬く、姿勢や行動はぎこちない。同じ姿勢（常同姿勢）を続けたり、不自然でわざとらしい身振りや歩き方（衒奇症状）をしたりと、対人緊張が見られていた。

また、依存的で日常生活行動がスムーズにできず、食事や入浴などに時間がかかっていた。

私が初めてあいさつに行ったときにはあどけない表情を向け、「ラジオ体操は便秘にきくから一緒にやってくれませんか」と話してくれたので、良好な関係が築けるかと思えた。

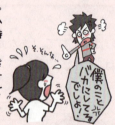

実習初期に私が感じたこと

Gさんは誇大妄想や被害妄想が続いていた。また、集団生活の中で対人緊張が強まり、依存的で日常生活行動がスムーズにできなかった。私には出会ったときから積極的に話しかけてくれたので、私はスタッフとは違う立場だから心を開いてくれたのだと感じ、積極的に働きかけていこうと思った。

実習初期のケアプラン

Gさんの妄想が軽減するように積極的に日課や活動に誘い、対人緊張を緩和して日常生活行動がスムーズにで

きるように援助していく必要がある。そこで，次のようなケアプランを考えた。

> **アセスメント**
> Gさんは統合失調症で誇大妄想や被害妄想が続いている。また，集団生活の中で対人緊張が強まり，依存的で日常生活行動がスムーズでない。
>
> **長期目標**
> ・妄想が軽減し，支障なく日常生活を送る。
>
> **短期目標**
> ・妄想に影響されず，日常生活行動がスムーズにできる。
>
> **ケアプラン**
> ・表情，立居振る舞い，対人関係など綿密な観察を行う。
> ・妄想の訴えには「あなたはそう思うのですね」と伝える。
> ・病棟の日課や日常生活援助を通して，現実的なかかわりをもつ。
> ・一緒に音楽を聴いたり体操をしたり，オセロをしたりして気分転換をはかる。
> ・患者の意思を尊重し，やりはじめたことは最後までしてもらう。

しばらくして……

ある日，Gさんが「天皇が沖縄に行かなかったのも自分と関係があるんですよ」と話しだしたので，いつものように，「あなたはそう思うのですね。さあ，一緒に体操をしましょうね」と誘うと，「学生さんは僕がうそを言っていると思っているでしょう！ 僕のことをバカにしているでしょう！」と怒りだしてしまった。

モモエ師長のワンポイントアドバイス

妄想は非現実的な内容でも，患者さんは信じ込んでいます。そのとき，現実的なかかわりをしようとすることは看護として正しい選択だと思います。でも，すぐに話題を変えられたら，患者さんは伝えたことを否定されたように感じるのでは？ そして，妄想の否定はその人自身の否定につながります。そう考えると，Gさんが「バカにされた！」と怒りだすのも無理はないかもしれませんね。

それと，1日の実習の中で，かかわっていないときもGさんのほうばかり見ていませんでしたか？ 実習では受け持ち患者さんのことが気になって仕方がないですね。でも，患者さんは他者から視線をずっと注がれると自我がゆらぎます。統合失調症のGさんにとって，他者の接近は恐怖の接近でもあるので，心のバランスを保てなくなり，妄想の世界に心をおいてバランスをとろうとしたのかもしれません。妄想の根底には患者さんの不安があることを理解して，ケアプランを立ててみましょう。

ケアプランの修正

私はGさんの妄想を否定も肯定もしていないつもりだったが，Gさんの妄想の根底にある不安を受け止めておらず，Gさんは妄想を，そして，自分自身を否定されたと感じ，怒ってしまったのではないかと考えた。さらに，私の視線や長時間のかかわりはGさんの対人緊張を強めてしまった。そのことで，Gさんを妄想の世界へと追いやってしまったのかもしれないと気がついた。妄想はGさんが自分に対するマイナス評価を否認して，自分を守ろうとする心の働きであると理解できた。

そこで，①Gさんの安心感を高めるため，妄想の根底にある不安の軽減に努め，受容的な態度で接する。②また，Gさんの視野外からさりげなく観察し，短時間のかかわりをもつ。③Gさんは自分からは他者との対人的な

距離を十分にとれないので、私がきちんと物理的・心理的に距離をとる。④それらのことを守りながら、日常生活援助を通して現実的なかかわりをもち、Ｇさんと一緒に音楽を聴いたり体操などして気分転換をはかり、リラックスしてもらおうと考えた。

　私はＧさんの状況を理解できたことをＧさんに伝えた。そして、Ｇさんとともに考えながら、次のようなケアプランを実施した。

アセスメント
　Ｇさんは統合失調症で、誇大妄想や被害妄想が続いている。それは自分に対するマイナス評価を否認して、自分を守ろうとする心の働きである。また、他者の接近はＧさんの恐怖心につながり対人緊張が強まる。統合失調症による精神機能の障害のため日常生活行動がスムーズでない。

長期目標
- 妄想が軽減し、支障なく生活を送る。

短期目標
- 安心感が高まり、日常生活行動をスムーズに行える。

ケアプラン
- 妄想の根底にある不安の軽減に努め、受容的な態度で接する。
- 患者の視野外からさりげなく観察し、短時間のかかわりをもつ。
- 日常生活援助を通して現実的なかかわりをもつ。
- 一緒に音楽を聴いたり体操などをして、気分転換やリラックスをはかる。
- 患者の姿勢や歩行を注意したり、むやみに叱咤激励したりしない。

　しばらくの間、妄想状態や対人緊張は続いたが、徐々にＧさんの病状は改善に向かった。

モモエ師長のワンポイントアドバイス

このように,「否定していないつもりだったのに否定していた」と気がついたときには,まず自分のかかわりが患者さんにとってどうであったかを振り返ってみることが大切です。今回の場合は,Gさんの妄想の根底にある不安を受け止めず,Gさんは自分自身を否定されたと感じていましたね。さらに,視線や長時間のかかわりがGさんの対人緊張を強め,Gさんをつらい状況に追い込んでしまいました。

看護では,現在の患者さんの状態をしっかりと理解し,ありのままを認めることから始めます。不安を受け止め,患者さんが安全・安楽な生活を送ることができるようになって,少しずつ自立をはかっていくことが大切ですね。

統合失調症に罹患した患者さんは自我脆弱性(傷つきやすさ)のために,ストレス下では容易に病状が悪化しやすいのです。そのため,精神療法・生活療法・薬物療法などによって,患者さんのストレス脆弱性の閾値を高め,少しずつ人格面の成長をはかっていくのですね。

患者さんの妄想の発言がしばらくなくても,妄想が消えたと判断することには気をつけなければいけません。妄想気分や妄想知覚・妄想着想,妄想様反応などの個々の妄想体験が理論的に関連づけられたものを妄想体系(妄想構築)といい,妄想型統合失調症やパラノイアの患者さんに見られます[1]。

引用・参考文献

1) 阿保順子,佐久間えりか編:統合失調症急性期看護マニュアル 改訂版.すぴか書房,2009.
2) 落合慈之監修,秋山 剛,音羽健司編:精神神経疾患ビジュアルブック.学研メディカル秀潤社,2015.

患者さんにセクハラされて患者さんのことが嫌いになってきた

Hさんは38歳の男性。26歳のときに躁うつ病と診断された後,クリニックに通院をしていた。37歳のとき,躁状態となり高速道路で暴走運転して事故を起こし,その際の頭部外傷により高次脳機能障害となった。集中力,記銘力,理解力や判断力の低下と脱抑制があり,事故後は両親が介護していた。しかし,昼夜逆転の生活となり,夜にしばしばコンビニで万引きをし,両親とケンカが絶えなかった。そのため,薬物調整,生活リズムの調整を目的に,実習受け持ちの1か月前に入院している。

入院当初は不眠や盗食(人のものを盗んで食べる),衝動的な言動で他患者とも時々トラブルを起こしていたが,私が実習で受け持ちになったときには逸脱行動もほとんどなくなっていた。ただ,日中はよく臥床しており,夜はよく病棟内を徘徊したり自室(4人部屋)で食べ物を探すため,看護師によく注意されていた。

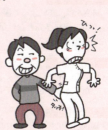

実習初期に私が感じたこと

Hさんは,私の名前がなかなか覚えられないため,メモを書くなどして覚えようと努力していた。私もなるべく多く長く訪室し,Hさんに名前と顔を覚えてもらうようにした。Hさんとは良好な関係を築けていると感じていた。

また,カルテやスタッフの情報から,Hさんは昼夜逆転しがちな生活リズムを整えることが課題として残っていると考えた。

実習初期のケアプラン

Hさんはトラブルは減ったものの,家で両親と暮らしていくために,日中に活動し,夜には眠れるような生活リズムへと整えていくことが必要であると考えた。それにより,退院後,夜にコンビニへ行って万引きすることも減ると思われた。そこで,次のようなケアプランを考えた。

アセスメント
Hさんは,薬によって衝動性がある程度コントロールできており,現在は,昼夜逆転となりがちな生活リズムを整えていくことがHさんの課題である。

長期目標
- 自宅での生活に向けて,日中起きて活動し,夜は8時間程度眠ることができる。セルフケアが維持できる。

短期目標
- 病棟日課に参加し,日中臥床する時間が減る。
- 声かけにより身の回りのことが自分でできる。

ケアプラン
- (記銘力障害があるので) 日課ごとに訪室して声かけをする。
- 集中して日課に取り組めるよう,寄り添って見守り,注意がそれたら声かけをする。
- 日課の少ない日は,日中寝てしまわないよう頻回に訪室する。
- 入浴や洗濯を見守り,注意がそれたら声かけをする。など

しばらくして……

あるとき,日課への参加を誘いに行くと,Hさんが私のお尻を触った。初めはとまどい,相手が患者さんなので怒ってはいけないと思い,冗談めかして注意をした。そのとき「はい」とHさんは言っていたが,次の訪室時

にも触られた。そのつど説明しても、いつも「はい」と言って手を止めるだけで、同じことのくり返しだった。私はだんだんHさんの部屋に行って日課に誘うのが嫌になってきた。

しかし、看護をする者が患者に対して「嫌い」などと思ってはいけないと考え、私は感情を押し殺し、笑顔でHさんに接しつづけた。とはいえ、実習に来ている以上、毎日Hさんのところへ行かねばならないと思うと、Hさんも実習も嫌いになってきた。

こんなことで悩んでいるとはとても人に言えなかった。

モモエ師長のワンポイントアドバイス

相手が患者だからと、我慢しようとしていませんか？ 患者も人間だし、看護師や看護学生だって同じ人間です。感情をもつのは自然なこと。それを押し殺して無理にかかわろうとして悪循環に陥っていないかな？ まずは、実習指導者や教員に相談してみましょう。そのうえで、自分のかかわりを振り返ってみましょう。あなたのかかわりは、Hさんにとってどのような刺激になっていたのかな？ また、お尻を触られたときの注意は、Hさんに伝わる伝え方になっていましたか？

ケアプランの修正

私は、思い切ってこれまでのことを実習指導者に打ち明けた。実習指導者の勧めで、その日は半日Hさんのところには行かずに、プロセスレコードを用いて振り返った。すると、次のことに気がついた。

①Hさんが触ってくるのは、きまって私がすぐそばに近

づいて日課に誘っているときである。異性である私が頻回にHさんのすぐそばまで接近することは非常に強い刺激になっていた可能性がある。

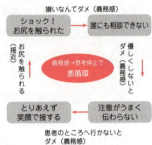

② 笑顔でやんわりとした注意では，Hさんには「いまは触ってはいけない」としか伝わっていなかった可能性がある。

③ Hさんのところに行くとき，私は義務感と不安・イライラで頭がいっぱいになり，病態やかかわり方，距離まで考えて行動できていなかった。

これらのことから，性欲も異性への関心もごく自然なことで，欲求が抑えられない（脱抑制）のも脳の障害で仕方がないことなのに，私が一方的にHさんに近づきすぎていただけなのではないか，と考えるようになった。

さらに，カンファレンスで，実習指導者やほかの学生と悩みや感情を共有したことで，気持ちが楽になった。振り返りやディスカッションをふまえて，次のようなケアプランへと修正した。

> **アセスメント**
> 日中の活動を増やしていくことがHさんの課題であるが，私自身がHさんの大きな刺激になっており，適度な距離をとる必要がある。
>
> **長期目標**
> - 自宅での生活に向けて，日中起きて活動し，夜8時間程度眠ることができる。セルフケアが維持できる。
>
> **短期目標**
> - 病棟日課に参加し，日中に臥床する時間を減らすことができる。
>
> **ケアプラン**
> - 1日の初めに，その日の活動内容をHさんと一緒に決め，参加する日課やレクリエーションのときに看護師とともに声かけをする。
> - Hさん自身が楽しめるような好きな活動を優先して活動に誘う。
> - 活動時，少し離れた場所で見守り，適宜声かけをする。
> - 他学生，患者ともレクリエーションを楽しめるように調整する。

　Hさんのほうから近づいてきてお尻を触ろうとしたときには，「お尻を触られるとつらくなること（自分の正直な感情）」「触らないでほしいこと」を，冷静にまじめに伝えた。すると，Hさんは「わかりました」と言い，距離をとってくれた。また，物理的距離に気をつけ，なるべく看護師や他学生らとともにかかわるようにした。しだいにHさんが私のお尻を触ることはなくなった。

　自分のかかわりしだいでHさんも変化することがわかり，私はHさんへのケアにやりがいを感じるようになった。

モモエ師長のワンポイントアドバイス

このように,患者さんにセクハラをされる,攻撃をされるなど,困ったときの基本は,「1人で抱え込まない」こと! これは,臨床に出ても同じです。

また,患者さんに陰性感情を抱いたときには自分の心の動きに向きあうこと,自分のかかわりを振り返ること,それを共有すること,チームでアプローチをすることが大切です。すこしその患者さんと距離をとってみると心に余裕がでて,冷静に振り返りやすくなることもあります。時には,この事例のように自分の感情を患者さんに伝えることが有効な場合もあります。

ちなみに,「脱抑制」は,認知症や躁状態などの方にも見られることがあります。お酒に酔っている人にもよく見られますね。

患者さんに暴言を吐かれて患者さんのことが怖くなった

Iさんは，54歳の男性。子どものころから成績優秀で，大学進学後は弁護士をめざしていた。20歳のころ，祖母の死と両親の離婚が重なったことが契機となり，統合失調症を発症。「悪の組織に狙われている」という妄想に支配され，生活が成り立たなくなり入院。そのまま大学も中退。以降，一度も退院せず30年以上入院している。その間，両親ともに死亡し，そのほかの肉親とも疎遠状態である。現在の症状は「ロッカーのものが盗まれる」という訴えが時々ある。服薬は病棟管理で，食事や清潔，排泄などのセルフケアは特に援助は必要ない。日中の過ごし方については，何もせず自室で横臥していることが多い。他患者との交流もなく，変化のない毎日を送っている。

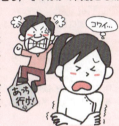

実習初期に私が感じたこと

Iさんはあまり人とかかわりがないが，本当は人とのかかわりを求めており，さびしい思いをしているに違いない。また，もう少し楽しみのある生活ができればIさんの心が満たされ，被害妄想も減るのではないかと思った。

実習初期のケアプラン

Iさんの日中の活動量と対人交流を増やすこと，そして，生活の中で楽しみを見つけられることを目的とし，まずは実習中にできそうなOTへの定期的な参加をめざして，次のケアプランを立案した。

アセスメント

　全体的にセルフケアレベルが高いが，日中の活動量が少なく，対人交流も見られない。また，1週間に数回程度の割合で，被害妄想の訴えが見られる。日中の活動量や対人交流の機会が増えるようなかかわりを行うことで，Iさんの健康的な側面が促されるのではないか。また，楽しみが見つけられることで，被害妄想も軽減するのではないかと思われる。

長期目標

- OTへの参加や友人ができることで，生活の楽しみができ，被害的な訴えが減少する。

短期目標

- 私と一緒にOTの見学に行くことができる。

ケアプラン

- Iさんと一緒に，OTプログラムを見て，参加してみたいプログラムを見つける。
- 作業療法士から説明を聞く時間をつくり，Iさんが理解できないことを質問したり，事前に作業療法士を知ってもらい，安心できる機会をつくる。
- 見学時は，Iさんが楽しめるような声かけを行う。

しばらくして……

　ケアプランをすすめるために，Iさんのところに頻回に通い，興味のあることについて聞いてみたり，今度一緒にOTに行きたいという思いを伝えた。ところが，Iさんは，私が訪れると離れてどこかに行ってしまうことが多くなり，さらに「ものを盗まれる」という訴えも増えていった。それでも，根気よく訪室を続けていたある日，「あっちへ行け！」「殴るぞ！」と激しく怒鳴られた。ショックを受け，かかわるのが怖くなってしまった。

モモエ師長のワンポイントアドバイス

暴言を吐かれるほどがんばってかかわったということは、誇りに思ってくださいね。ただ、Iさんとの距離はどうでしたか？ コミュニケーションが苦手な患者さんは、上手に言語表現ができなくて、いきなり暴言が出てしまうことがあります。それに、ケアするほうが不安をもっているとその不安が患者さんに伝わり、患者さんがますます不安になる、という悪循環が起こります。自分の気持ちを整理するためにも、Iさんに何が起こっていたのかを冷静に考えてみましょう。

ケアプランの修正

Iさんへの理解を深めるために、Iさんの気持ちを考えたり、統合失調症についてあらためて勉強した。考えてみると、Iさんは何十年も変化のない生活をしながら、刺激から自分を守っていたことに気づいた。自我の脆弱なIさんにとって、変化を求められることは大変な負担である。また、被害妄想の訴えがあるということは、常に漠然とした不安感が心の底にあるということも想像でき

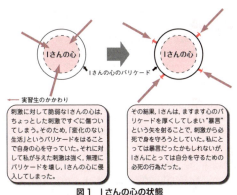

図1 Iさんの心の状態

た。Iさんは人とのかかわりを求めていると同時に，人とかかわることに対して不安を抱いているだろうということも理解できた。

　Iさんの身になって考えてみると，いきなり学生がやってきて自分が守ってきた生活を壊されそうになれば，怖くて不安になるだろう。それが暴言となったのだ。また，私のおどおどした態度が，さらにIさんに不安を与えたに違いない。それに，大切なご家族の喪失体験から，誰かと関係を築いてもそれを失うのが怖くて，人と関係を築くことに憶病になっているのかもしれない。また，大学中退の体験がIさんには失敗体験になっており，すべてにおいて自信がないのかもしれない。OTに誘う以前に，そのようなIさんの思いに寄り添うこと，まずは「脅す存在でない」「敵ではない」とIさんに感じてもらうために，侵入的なかかわりを行うのではなく，Iさんのペースに合わせて徐々に受け入れてもらうこと，私自身が安心してそばに寄り添うことが必要だと気づいた。

アセスメント
　変化や刺激に対する不安が高いため，まずは私という存在に安心感をもってもらうことが大切である。そして，私との体験が，今後の対人関係の広がりや自信につながるための第1歩となることが大切だと考える。

長期目標
- 私と安心して過ごすことができる。また，私との関係性の構築と終結の過程を通して，今後の対人関係に対する自信が高められる。

短期目標
- 私に対する不安が軽減する。
- 私とのかかわりが負担になる際は，暴言以外の方法で伝えられる。

> **ケアプラン**
> - 質問ばかりするのではなく、私自身のことも語り、知ってもらう。
> - Iさんのようすを見て大丈夫そうな場合には、黙っているときも一緒に過ごす。
> - 私がかかわる時間について、Iさんの都合を聞いてみる。
> - 「あっちへ行け」と言われた場合は、また訪室することを必ず伝えて距離をおく。そして、時間をおいて訪室する。
> - 被害妄想の訴えがあれば一緒にロッカーを確認するなど、Iさんが困っている状況に真摯に対応する。
> - しんどそうなときは「しんどそうですね」と声かけをして言語表現を助けたり、私のほうから距離をとる。

Iさんへの理解を深めることで私の恐怖心は軽くなり、心を落ち着けてIさんのもとへ行くことができた。そして、沈黙している時間も一緒に過ごせるようになり、私が冗談を言うと笑ってくれたりするようになった。また、そばを離れる際には「ちょっとタバコ」などと言葉で表現してくれるようになった。

> **モモエ師長のワンポイントアドバイス**
> 患者さんは、学生を受け入れること自体にすごくエネルギーを使ってくれています。それは決して悪いことではなく、学生とのかかわりの中で、笑ったり、怒ったり、気をつかったりする体験そのものがリハビリとしての意味があるのです。無理な目標を立てるのではなく、自分の存在が患者さんに与える影響の意味や自分とのかかわりでできることについて考えることが大切ですね。

患者さんが入院生活を受け入れられていない

> Jさんは75歳の女性。アルツハイマー型認知症，中期，HDS-R（改訂長谷川式簡易知能評価スケール）10点。排泄は誘導が必要でリハビリパンツを使用している。現在，夫と2人暮らしだが，3人の子どもを育てながら家事を切り盛りし，活発な性格である。
>
> 70歳ごろより，物忘れ，見当識障害（時間・場所・人物）が出現し，徐々に料理や買い物ができなくなってきた。被害妄想，昼夜逆転，気分変動があり，夫との生活が困難となったため入院となった。「なんで私はここにいるのですか？ あなたはどちら様ですか？」「お金を盗られ，お支払いができないのでご飯はいりません」など何度も詰所に訴えに来ては，焦燥感にからちれるように徘徊をしていた。更衣や入浴を拒否し，夕方になるとさらに混乱が増強して，身の回りの物をまとめ「主人が心配しているので家に帰ります」と，出入り口のドアのそばから離れない状態が持続していた。入院2週目の時期に私が受け持つことになった。

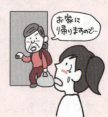

実習初期に私が感じたこと

入院により，夫と離れたことによる不安や環境の変化から混乱が生じている。入院の必要性が理解できるように患者の思いに寄り添い，「お金を盗られた」「ご飯を食べてはいけない」という思いを是正して安心感を与えることが必要だと考えた。

実習初期のケアプラン

帰宅願望，焦燥感，徘徊などの軽減をはかるためには，1日も早く病院や看護者になじむことが必要と考えた。

> **アセスメント**
> 　記憶障害や見当識障害から起こる焦燥感や混乱などの周辺症状は，不眠や徘徊，拒食などを起こし体力を消耗させ，より増悪する。
>
> **長期目標**
> - 周辺症状が安定して穏やかな入院生活が送れる。
>
> **短期目標**
> - なじみの関係をつくり，入院生活に慣れる。
>
> **ケアプラン**
> - 場所や日時がわかるように，病院名・病棟名・日付を大きく書いた用紙を使って，毎日一緒に確認する。
> - 入院していることが理解できるように，1日のスケジュールを説明する。
> - お金は家族からあずかっていることを説明し理解を得る。
> - タッチング（手や足のマッサージ）をしながら，コミュニケーションをはかる。
> - 「帰りたい」と訴えるときは思いを受け止め，一緒に散歩するなどして気分を変える。
> - 思い出や趣味などの話題を出し，患者の思いを知る。

しばらくして……

　タッチングをしていても立ったり座ったりと落ち着きがなくなった。また，徘徊や焦燥感がより強くなり手を払いのける，大きな声で「向こうに行って！」と拒否が強くなった。「帰ります」「食事はいりません」という訴えは続いている。

モモエ師長のワンポイントアドバイス

「帰りたい」「食事は要らない」などの訴えは，本当に理由や意図があっての言葉でしょうか？ また，入院していることを説明して理解が得られていますか？ 認知症のレベルはどの程度ですか？ 認知症の中期では，言語による説明や説得は意味がなく，かえって不安定にさせてしまいます。患者の不安や混乱がどのような声かけやかかわりで軽減するのかを考えてみてくださいね。また，言葉でのなじみの関係づくりを急速に求めないほうがよいかもしれません。

あと，フィジカルアセスメントの必要性も考えてみてください。

ケアプランの修正

　Jさんの訴えの理由を聞きその是正を行おうとしたことは，HDS-R10点という中核症状の記憶や見当識が低いJさんをより混乱させたことに気がついた。また，混乱期である認知症中期は，タッチングやケアも患者さんによっては恐怖を抱かせてしまうことがあることや，身体的な不調や入院による環境の変化が周辺症状を増強することもわかった。具体的なかかわりとして「お金を盗られて食事ができない」という訴えに対して，「お金は盗られていないです。だから食事をとってもらってよいですよ」と返答するのではなく，「食事ができる」ということに焦点をあてて，「お金はご主人からいただいていますから召し上がってください」と伝えるなど，安心感を与えることが必要ではないかと考えた。

アセスメント
　認知症の中核症状に働きかけるのではなく，心地よい声かけやかかわりをもち生活環境を調整することで，周辺症状の軽減をはかる必要がある。

長期目標
- 安全な入院生活と生活のリズムづけができる。

短期目標
- 周辺症状が安定して安全で穏やかな入院生活が送れる。
- 不安や混乱の軽減をはかる。
- なじみの関係をつくり，入院生活に慣れる。
- 昼間の活動を増やし，睡眠のリズムが整えられる。
- 転倒や身体的な合併症を起こさない。

ケアプラン
- 「ご主人がお金は払っている」「味見をしてください」など短くわかりやすい言葉で説明する。
- 行動やしぐさで要求を理解する（トイレ誘導など）。
- 先に手本を示してまねできるようにする。
- 「帰りたい」と訴えるときは一緒に散歩やお茶をすすめ，気分を変える。
- 思い出や趣味などの話題を出し，患者の話題に合わせる（旅行したときの写真などを夫に持参してもらう）。
- アクティビティケアに参加し，興味が持てるように誘う。
- タッチング（手や足のマッサージ）をして心地よい時間をつくる。
- 視力低下や筋力低下があるため，ベッド周囲の環境を整え物品の定位置を決める。
- 呼吸音や腹部の状態，皮膚の状態を観察し脱水や肺炎，イレウスなど早期に発見する。
- 嚥下状態の観察や嚥下体操をする。
- 転倒のアセスメントシートでリスクの程度を知っておく。

　その後，Jさんと行動をともにすることで，不安や混乱に即時に対応でき，焦燥感による混乱などの周辺症状の減少がはかれた。それにより，OT活動に参加できるようになり，睡眠が整った。

モモエ師長のワンポイントアドバイス

アルツハイマー型認知症の初期は，中核症状の記憶・見当識障害・実行機能障害が原因で生活に支障をきたしますが，なんとか生活できます。しかし，中期は徘徊，せん妄，介護抵抗などの周辺症状が出現し，初期と違って人の助けが必要になる時期です。周辺症状には精神科の専門的ケアが必要です。

Jさんのようなアルツハイマー型認知症の患者さんは，なじみの関係を築きやすい特徴があり，支持的なかかわりが原則です。ケアを拒否されたときは，タイミングを見計らい患者さんのペースにあわせることや，「お茶を飲みましょう」「みんなで一緒に歌を歌いましょう」といった，患者さんがこだわっていることから意識を変えることが有効です。

また，中核症状の失語が出現し，言葉の意味が理解できず，イントネーションや表情で不快感を抱いたり適切な訴えができないため，介護拒否や徘徊，焦燥が増強することがあります。

このように，周辺症状は環境や対応により軽減します。また，周辺症状が落ち着くと認知レベルがこんなに高かったのかと思うこともあります。周辺症状の改善で本来の認知レベルに戻るのですね。また，認知症の患者さんは身体的な訴えが正確にできないため，身体的な変調から周辺症状を悪化させることもあり，フィジカルアセスメントが必要になります。たとえば，患者さんが夜間に中間覚醒したときは看護者が再入眠まで付き添うこともあります。

引用・参考文献

1) 日野原重明，井村裕夫監：認知症，看護のための最新医学講座13．中山書店．2000.
2) 日本認知症ケア学会編：認知症ケアの基礎，認知症標準テキスト 改訂認知症ケア．ワールドプランニング，2005.
3) 日本認知症ケア学会編：認知症ケア事例集，認知症標準テキスト 改訂．ワールドプランニング，2004.
4) 諏訪さゆり編：医療依存度の高い認知症高齢者の治療と看護計画．日総研出版，2006.

患者さんに何も問題がない！

Kさんは62歳の独身女性。一人っ子で両親はすでに他界している。親戚もおらず，身近に頼れる人がいない。性格はおとなしく真面目だが，少し強情なところがある。大学を卒業して公務員として就職したが，半年たったころから幻聴（「仕事に行くな！みんな嫌っているぞ！」）が聴こえ，幻聴の命令に従って無断欠勤するようになった。このときに，上司の勧めもあり精神科病院を受診。統合失調症と診断され1回目の入院となった。

両親がいたころは，入院してもすぐに落ち着き，6か月程度の入院期間で退院でき職場復帰していたが，約2年に1回のペースで再入院をくり返していた。毎日，調子がよくなると自分で量を減らし，ついには服薬しなくなることで病状が悪化していた。

掃除，洗濯，料理などもほとんどしたことがなく，身の回りの世話は母親が行っていた。Kさんが42歳のときに相次いで両親が他界し，病状が悪化して8回目の再入院となり，現在まで約20年の入院生活を送っている。今回の入院後，収入は親が残したわずかな預貯金（家はない）と退職金，障害年金2級を受給しており，それで賄っている。

ときおり幻聴があるが，それを幻聴と理解していて影響されることはない。精神状態はほぼ安定している。陽性症状もなく，薬もみずから服用できており拒薬もまったく見られない。洗濯は病院指定の業者に委託している。食事も病院食（普通食で，間食はたまに好物のシュークリームを食べる程度）。レクリエーションは気に入ったものなら積極的に参加するが，気に入らなければ頑として参加しない。実習のあいさつに行ったときは受け入れもよく，実習はうまくいくように思えた。

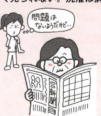

実習初期に私が感じたこと

Kさんと話をしたら，どこに問題があるのかがわからなくなった。「何も問題がないのに入院していることが

問題なのでは……」と感じ，すぐにでも退院計画を立案しなければと思った。

実習初期のケアプラン

Kさんの病状は落ち着いていて，陽性症状もなく，食事も服薬もできている。幻聴に巻き込まれることもない。この状態なら当然退院が目標になるので，アパート探しを一緒にするなどの具体的援助を考えるべきだと思った。

モモエ師長のワンポイントメモ

「社会的入院」という言葉を知っているかな？ それと，「院内寛解」についても調べてみましょう。

アセスメント

病状は安定して，服薬もきちんとできている。退院できるエネルギーをもっている。年齢を考慮して，できるだけ早く退院できるように援助することが必要である。

長期目標
- 退院に向けて一緒に考え，アパート探しなどが具体的に行える。

短期目標
- アパート退院に向けての具体的な物件探しなどを，一緒に考えることができる。
- 1人暮らしで困ったときの解決方法を見つける。
- 服薬の自己管理ができる。
- 生活能力を向上させる。

ケアプラン
- 通院に便利な距離のアパートを探す（情報誌などを活用する）。
- 収入や予算から敷金，家賃などは見あったものを選ぶ。
- 物件があれば一度見学に行けるように医師に相談する。
- 料理ができない場合はお弁当を購入するように指導する。
- 洗濯や掃除は訪問看護師から指導を受けて一緒に行う。

しばらくして……

最初は何も言わずにケアプランの内容を聞いていたKさんに,いつもと違った表情と口調で,「私は退院なんかしたくない!」「病院のほうが安心できるの!」と言われてしまった。

モモエ師長のワンポイントアドバイス

Kさんはたしかにいまは病状が安定していて薬も飲めていますね。でも,過去の情報を見てみると,退院したらどうなるのでしょう。再入院のきっかけを調べる必要がありますね。早く退院の援助をしたい気持ちはわかりますが,患者さんの希望や気持ちを確認したのかな? 自分だけの思い込みで立案はしないこと! それと,患者のもっている力を客観的にアセスメントしてから立案することが大切です。何ができて,何ができないか。何が足りていて,何が不足しているのかをよく考えてみましょう。

ケアプランの修正

あらためて考えてみると私は,Kさんの背景に目がいっていなかったことに気がついた。症状が安定しているので,退院しても生活ができると考えてしまったが,現在の日常生活能力がどの程度なのか,アセスメントする必要があると考えた。

アセスメント
　病状が安定しているのは入院生活によってである。病感はあり，服薬指導の効果が期待できる状態である。
　一見退院できるエネルギーを持っているように思えるが，現状では身の回りのことがどの程度できるのかもわからないため，すぐに退院できる状態ではない。生活能力の把握を行うことが必要である。

長期目標
- 退院に向けて必要なことを一緒に考えることができる。

短期目標
- 退院後の生活スタイルを一緒に考える。
- 生活能力を把握できる。
- 困りごとがあれば自分から相談できるようになる。
- 服薬の自己管理ができるようになる。

ケアプラン
- 病院以外で生活することにどのような不安があるかを聞く。
- 身の回りのことで，何ができて何ができないか，何が足りて何が不足しているのかを把握する（食事・洗濯・掃除・片づけなど）。
- 困ったときにどのように助けを求められるかを一緒に考える。
- 服薬指導を行う。
- 1日分の自己管理から段階ごとに日数を増やし，内服継続するうえでの課題を一緒に考える。

　ケアプランを修正し，私が焦っていたことをKさんに素直に謝った。そして，退院後の生活が想像できるように働きかけたことで，Kさんの「追い出される」という不安はなくなり，「いずれは退院したい」と話してくれた。

モモエ師長のワンポイントアドバイス
最初のアセスメントでは視点が一方的でしたね。患者さんの背景をきちんと把握することが大切です。今回の場合，初期のケアプランで退院援助があがったときは心配しました。一見なんでもできそうでも，もっている力を正しく把握しないと患者さんにはかなりの負担になります。「私は退院なんかしたくない！」「病院のほうが安心できるの！」と言われてしまったのは，Kさんのもっている力を正しく把握できていなかったからですね。

20年間も入院生活をしている人が退院するためには，社会的な資源の利用も重要になってきます。たとえば，ACTという方法もありますし退院した患者さんを支える選択肢は増えてきています。

患者さんが水を大量に飲んでいる！

Lさんは47歳の男性。統合失調症を発症し入院している。大学卒業後，自営業の惣菜屋を手伝いながら生活をしていたが，20年ほど前に祖母が亡くなった。そのころから引きこもりがちとなり，被害的言動が目立つようになった。

某年，自分から市役所に電話をかけ「しんどいから入院したい」と話し，初めての入院となるが隔離室を見てショックを受け，本人，家族の希望も強く，7日間で退院となった。その後は近医受診していたが，症状は改善せず，徐々に父親に対して暴力を振るう，「盗聴されている」といって電気配線を壊す，また警察や消防署に「父がボケているから，入院させないといけない」と電話をするなど，家庭内での生活が困難となり，再度入院となる。

入院生活を送る中で，徐々に院内生活においては障害も少なくなってきたが，時々幻聴や妄想に支配され，暴力行為や支離滅裂な言動を見せることがあり，入院生活が長期になっている。また，いつごろからか，多飲水し，飲水制限や体重測定など実施していたが，ある日トイレで意識消失しているところを発見された。その後も多飲水により意識消失している。他者とのコミュニケーションがうまくいかないときにも洗面所にて蛇口飲水することがあり，生活問題の1つとされていた。

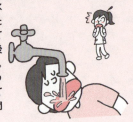

実習初期に私が感じたこと

Lさんは，抗精神病薬の内服による副作用から口渇が出現しており，そのため多飲水をするのではないかと考えた。また，多飲水による低Na血症を起こし意識消失しているため水分制限を指示されているが，「お茶は制限されていない。だからお茶は飲んでもいい」という発

言などから，今後も水分制限の必要性が理解できず，多量に水分を摂取する可能性がある。自分で水分摂取したことを把握できるよう説明していく必要があると感じた。

実習初期のケアプラン

Lさんは水分制限をされていること自体は理解できているが，飲水を自制できないため，水分摂取の管理をきちんと行っていく必要があると考え，次のようなケアプランを考えた。

アセスメント
Lさんはこれまでに，多飲水で低Na血症を起こし2回意識消失している。そのために1日に2ℓの水分制限となっているが，なぜ制限されているのかは理解できていないように感じるため，今後も水分を多量に摂取する可能性がある。

長期目標
- 多飲水による低Na血症を起こさない。

短期目標
- 制限内の水で1日を過ごすことができる。

ケアプラン
- オセロや色塗りなど気分転換をはかり，飲水に執着しない。
- Lさん自身の興味があることを行う。
- チェック表を活用し，飲水時間を把握する。
- 朝，夕に体重測定を行う。

しばらくして……

Lさんの飲水の状況を確認しようと，洗面のようすなどを観察していたある日，「ついてこないでください！」と洗面中に私が近づくことを拒否するようになった。ま

た，私の目を盗むように洗面所に行く姿が増えてきた。

>
> **モモエ師長のワンポイントアドバイス**
> Lさんが多飲水するのは薬物の副作用による口渇だけが原因でしょうか？ ほかにも要因はないかな？学生さんの「どうにかして管理しよう」という思いを，Lさんはどう感じていたのか考えてみる必要があります。
> それと，Lさんには「2ℓしか飲めない」ではなく「2ℓ飲める」というような余裕ができるといいかもしれませんね。

ケアプランの修正

今回のケアプランではLさんの飲水管理をすることにしか目が向かず，Lさんにとって「管理されている」という意識がストレスとなり，蛇口飲水や隠れ飲水を増やすことにつながってしまった。

また，飲水に対する欲求を抑制できないLさんの気持ちを受け止め，理解するというプロセスが抜けていたことに気づいた。振り返ると，Lさんは気分転換を行っている時間は飲水していないが，活動が終わるとすぐに飲水し，しかも一気に飲んでいたこともあったので，2ℓの水をどのように飲水したらよいのかをLさんとともに考え，次のようにケアプランを修正した。

> #### アセスメント
> 　管理することにとらわれていたため，かえってそのことでLさんのストレスが高まり飲水欲求を高めてしまう結果につながったのではないかと考えた。Lさんの自制心を生むには，Lさんの思いを聞き，最大限とり入れ，Lさんとともにケアプランを考えることが大切ではないかと考えた。
>
> #### 長期目標
> - 多飲水による低Na血症を起こさない。
>
> #### 短期目標
> - 1日2ℓの水でストレスなく日常生活を送ることができる。
>
> #### ケアプラン
> - 2ℓの水を小分けにして一気飲みを避けるようにする。
> - 他者とのかかわりでストレスを感じたときは，看護師に不満が言えるように環境を整える（Lさんのために時間，場所を確保する）。
> - 飲水の時間や量など，Lさんと相談しながら決定し，管理されているという気持ちをなくす。
> - 失敗しても責めるのではなく，次の改善策を一緒に検討する。

　ケアプランをLさんと一緒に考えたことで，生活問題の1つであった「他者とのコミュニケーションがうまくいかなかったときの蛇口飲水する姿」も少なくなった。また，私が話を聞き，受容することでストレスが緩和されているようであった。また，ともにケアプランを考えることで，管理されている意識から，みずから管理していく意識に変わったのか，1日2ℓなら1時間にどのくらい飲んでもよいのかなど，前向きで具体的な行動が見られるようになった。

モモエ師長のワンポイントアドバイス

初期のケアプランでは,学生さんの「どうにかして管理しよう」という思いと,Lさんの「どうにかして水を飲もう」という思いが悪循環を招いていましたね。ケアプランは患者さん中心に考えることが大切です。特に多飲水をする患者さんは自主性を奪われて管理されていることが多いので,「管理」ではなく「一緒に考えていくこと」が重要ですね。修正後のケアプランではLさんの思いに焦点をあてたケアプランになっていましたね。それは看護をするうえで基本となる大事なことです。

引用・参考文献

1) 吉浜文洋編:水中毒・多飲水患者へのケアの展開—取り締まりから患者参画へ.精神看護出版,2010.
2) 川上宏人,松浦好徳編:多飲水・水中毒—ケアと治療の新機軸.医学書院,2010.

日中の活動を促したのに余計に不眠になった！

　Mさんは43歳の男性。双極Ⅰ型障害。両親は遠方に住んでおり、独身で1人暮らしをしている。もともと、完璧主義で融通がきかないところがあるが、真面目で優しい性格。大学を卒業し、大手のコンピューター会社にエンジニアとして就職した。入社2年目の23歳ころ、会社の繁忙期に徹夜が続き、そのころ発症。現在も仕事は続けている。発症以来、仕事上のストレスや対人関係の悩みから、数年に一度、調子を崩し、入院に至っている。今回も仕事上でのミスがきっかけとなり、不眠が続き、易怒的となった。しだいに「私は超能力者だ」などと誇大的なことを言いはじめる、多額の保険に加入しそうになるなどの行動が見られ、入院となる。
　入院後は、薬物療法も奏功して落ち着いていった。ところが、今度はうつ状態に陥り、食欲低下や不眠が見られ、自責的で希死念慮も出現するようになった。薬物の再調整の結果、早朝覚醒気味ではあるものの、落ち着きを取り戻しはじめた。しばらく引きこもりがちで病室から一歩もでなかったが、ここ最近は売店まで買い物に行くようになり、食欲も向上していた。

実習初期に私が感じたこと

　Mさんは、初日にあいさつしたときから「気分がよい」とにこにこしており、快く実習を受け入れてくれた。行動面を見ても、活動的になってきており、うつ状態から回復に向かっているようだった。回復期には、自殺企図に注意しなければならないが、Mさんはそのような兆候はなく「早く退院したい」「映画に行きたい」などの希望的な発言が多く聞かれた。早朝覚醒への支援を行い、こ

れからは退院と職場復帰に向けての積極的なリハビリが必要になってくると感じた。

実習初期のケアプラン

退院と職場復帰に向けて，生活リズムを整えることと体力づくりをめざして，次のようなケアプランを立てた。

アセスメント
うつ状態から回復しており，今後の生活への意欲も高い。セルフケアレベルもほぼ自立しており，早朝覚醒が見られること以外は問題もみられない。退院と職場復帰に向けて，リハビリを積極的に行っていく必要がある。

長期目標
- 日常生活リズムが整い，体力も回復し，退院して職場復帰できる。

短期目標
- 日中の適度な活動により，健康的な疲労感がもて，夜間に良眠できる。

ケアプラン
- 日中の過ごし方について話しあい，一緒にスケジュールを作る。
- スケジュールに，午前と午後に1回ずつ散歩やOT参加を入れる。
- 好きな活動や趣味などについて聞き，可能ならスケジュールに組み込む。
- スケジュールに意欲的になれるように，今後の目標や希望について聞く。
- スケジュールについて振り返りを行い，一緒に修正していく。

しばらくして……

ケアプランどおりに実習をすすめていたところ，Mさんは夜間ますます眠れなくなった。眠れていないはずなのに，エネルギッシュで，目がぎらぎらしてきたように感じた。そして，これまで以上に，よく話をしてくれた

が，話の切りどころがないほどによくしゃべり，話の焦点も理解できなかった。また，躁状態に移行するにつれ，隣の患者さんに干渉しすぎて恐れられるようになった。

モモエ師長のワンポイントアドバイス

実習開始直後の様子を振り返ってみてください。うつ状態から短期間に回復したように見える場合には，注意が必要です。過去の既往に躁状態のエピソードがある場合は，特に要注意。軽躁状態は，本人に自覚が少なく，むしろ，調子がよいように思ってしまうから周囲も気づきにくいのです。うつからの回復は，少しよくなったと思っても，ケアする側が焦らないことが一番大事。これまでがんばってきたのだから，休みすぎるくらい休んでもらってちょうどよいくらいです。患者さんは必ず回復する力をもっています。患者さんの回復を先導するのではなく，患者さんの回復にゆっくりついていくような感じです。もし患者さんが回復を焦っていたら，その焦りのつらさに寄り添うことが大切ですね。

ケアプランの修正

Mさんの精神状態をアセスメントし直し，自分のかかわりについて見直してみた。実習開始当初に感じていたMさんの意欲やエネルギーは，Mさんの希望から湧いてきたものではなく，むしろ，不安やストレスに突き上げられるようなエネルギーだったことに気がついた。Mさん自身は自覚がなかったかもしれないが，そのような状態が続くことは大変な疲労感だったに違いない。そして，私のかかわりは，休息が必要だったMさんをさらに追い込み，躁状態に移行させてしまった。スケジュールを盛り込みすぎたため，Mさんの焦りや不安をますます高めてしまったのだと理解できた。

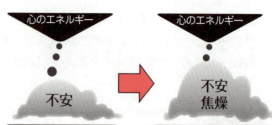

軽躁状態のエネルギーの高まりは，根底には不安が潜んでおり，その不安から突き上げられるように湧いてくる。本当の意味で心の落ち着きはとりもどせていない。

軽躁状態に強い刺激を与えると，ますます不安や焦燥を高め，さらに，見かけのエネルギーがどんどん高まっていき，コントロールできなくなってくる。

そこでまずは，現在のMさんのしんどさに寄り添うとともに，これまでがんばってきたありのままのMさんを認め，安心してゆっくり休めるような支援を考えた。

アセスメント
刺激が強まり，ますます不安や焦燥が高まったために，現在は躁状態に移行しつつある。そのため，Mさんに現在のしんどさについて自覚してもらい，安心して休養してもらうことが必要である。

長期目標
- 躁状態であることや疲労感を自覚でき，安心して休息することができる。
- 回復期に入ったら，症状の振り返りができ，今後の症状コントロールやストレスコントロールについて考えることができる。

短期目標
- 躁状態と疲労感を自覚でき，休息の必要性が理解できる。
- 刺激の少ない環境で，安心して休息できる。

ケアプラン
- 睡眠状態や疲労感について尋ねる。
- 自覚がとぼしければ，学生からみた行動の変化について伝え，しんどそうであることやゆっくり休息してほしいことを伝える。
- 「早く退院したい」などの言葉が聞かれた場合，気持ちを受け止め，

> 早く回復するためにも休息が必要であることを伝える。
> - 説明は穏やかな口調で,できるかぎり短く行う。活動をできるだけ控えたり,刺激の少ない活動内容を選択できるよう援助する。
> - 短時間での頻回な訪室を行う。
> - 音や光の刺激が過多にならないように調整する。
> - 対人刺激が過多にならないように援助する。

モモエ師長のワンポイントアドバイス

患者自身が躁状態の兆候に早めに気づくことは,再発予防にとても有益です。Mさんのような方の場合,仕事上のストレスで症状が再燃することが多いので,ストレスコントロールの方法について話しあうことも再発予防に関する大切な働きかけになります。

それから,躁状態の程度によって,音や光,他者の存在など,刺激の調整も看護の重要な役割ですが,無理に制限するのは後々の関係性に影響するので,できるだけ話しあって,制限の必要性を理解してもらうことが大切ですね。

また,活動と休息のバランスが崩れるだけでなく,間食が多くなるわりに食事がきちんと摂取できなかったり,整理整頓ができなくなったり,お金の使い方があらくなったりするなど,さまざまなセルフケアレベルが下がり,支援が必要になってくることがあるので気をつけましょう。そして,根底には,自信のなさや孤独感を抱えている人が多いので,長期的には自己評価を高めることや,信頼できる支援者や協力者が1人でも増えるようなかかわりも大事なケアになってきます。

引用・参考文献

1) 中井久夫,山口直彦:看護のための精神医学第2版.医学書院,2004.
2) 野嶋佐由美,南裕子監:ナースによる心のケアハンドブック.照林社,2000.
3) 野嶋佐由美編:精神看護学,明解看護学双書3.金芳堂,1997.

患者さんが自分の問題に目を向けてくれない！

Nさんは32歳の男性。子どものころより集団活動が苦手であり、学校では決められた時間に指示通りの活動ができずに注意を受けることが多かった。成績は下位であったが高校に進学，何とか卒業した。卒業後就職したものの，私語が多い，仕事が遅いなどの理由で同僚から注意を受けていた。そして注意されると言い返す，出て行ってしまう，などの行動により職を転々としてきた。自宅では家族に対して高圧的で，両親への暴言や暴力がひどくなってきたために精神科を受診，入院した。

入院後3か月経過した現在は開放病棟の4人部屋で療養している。食事は自分の部屋で摂る，入浴は1人で最後に入る，などのこだわりがあるが拒否なく行えている。昼間はデイルームでテレビを見て過ごしているが，チャンネルの選択や音量について他患者と言い合う姿が見られる。また，夜間消灯を過ぎても部屋でスマホを見ていて，それについて注意した患者に「うるさい」と言い返し，トラブルになっている。

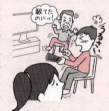

実習初期に私が感じたこと

Nさんは自閉スペクトラム症と診断されていたので，うまくかかわれるか心配だったが，初めて会った時に礼儀正しく挨拶をしてくれ，自分から好きな芸能人について話すなど，親しみやすい方だと思った。ただ，会話を続けていると距離が近くなってきたり，他の患者さんと言い争っている姿も見たので少し怖い気持ちもあった。だが，実習中にできる範囲で，Nさんが他の人の思いを理解して，迷惑になる行動を少しでも減らしていけるようにかかわりたいと思った。

実習初期のケアプラン

Nさんが，病棟のルールを守る必要性や相手の気持ちを理解できるようになることで，他患者の迷惑になる行動やそれに伴うトラブルを減らしていくことができると考えた。

アセスメント
Nさんは，食事や入浴については多少のこだわりがあるものの，ほぼ自立している。しかし自閉スペクトラム症の特性により，他者の気持ちを想像することが難しいため，行動を一緒に振り返り，自分の行動が相手にどのような影響を与えているか理解を促すことで，問題行動を修正し，対人関係のトラブルを防ぐことにつながると考えた。

長期目標
- 他患者の迷惑になる行動を減らし，退院できる。

短期目標
- 自分の行動が相手にどのような影響を与えているか理解できる。

ケアプラン
- 病棟のルールを守る必要性について説明し，それが守られているか観察する。
- 病棟のルールを守ることができなかった場面を一緒に振り返り，自分の行動によって相手がどのような気持ちになったか検討し，理解を促す。
- 暴言や暴力に至った場合には，それがいけないことであることを説明する。

しばらくして……

Nさんは好きな話題については長く話してくれるのに，ケアプランに沿って病棟ルールを守ることや，暴言・暴力を起こさないことについて説明しようとすると，すぐに話を変えてしまったり，「今日はもう疲れた」と相手にしてくれなかった。それでもこれまでルールが守ら

れず他患者とトラブルになったことがあったことを挙げて，振り返りの必要性を説明すると「お前なんかにそんなこと言われる筋合いはない，帰れ」と言われてしまった。

モモエ師長のワンポイントアドバイス
Nさんは，共用のテレビで好きな番組を見続けたり，夜間にスマホを使い続けたりして，他の患者さんとトラブルになっていますね。Nさんは，なぜこのような行動をとっているのでしょうか。その理由を考える過程は，Nさんを支援するうえでとても大切です。
また，Nさんは自閉スペクトラム症であり，他者の気持ちや考えを想像することが難しいという特性をもっています。そのため，ルールを言い聞かせる，行動を振り返るという機会だけで，自分の行動が他者に与える影響を検討したり，その行動を修正したりするのは難しいでしょう。それどころか，自分の話を聞いてくれていた人が，急に自分の行動についてとやかく言うようになってNさんは混乱しているかもしれません。
まずはNさんが安心して自分のことを話すことができるような関係性を作り，感情のコントロールや他患者とのトラブルに対処する方法を一緒に考えていけるといいですね。

ケアプランの修正

これまでNさんが自分の行動の問題に気づいてほしいという思いばかりが先行し，Nさんがなぜそんな行動をするのかという基本的なことに関心をもつことができていなかった。

Nさんは好きな芸能人の映像を見ると気持ちが落ち着くとか，インターネットでファン同士の交流をもつことが気晴らしだと話していた。その様子から病棟という制限の多い環境の中で，これらの活動がどのような意味を

もっているか考えた。

そのうえでNさんが病棟生活の中で困っていることを明らかにし，それを一緒に解決していけるようなケアプランに修正した。

アセスメント
Nさんは自宅とは異なり，自分の思った通りにできないことが多い病棟での生活を送る中で，ストレスを感じており，それに対処するために，好きなテレビ番組を見たり，夜遅くまでスマホを操作したりしていると考えられる。
Nさんの困っていることを尋ね，ストレスの要因を明らかにすることで，入院中や家庭でどのように対処していけばいいか一緒に考えていく必要があると考える。

長期目標
- 嫌なことや困ったことに直面した時に安全に対処することができ，退院できる。

短期目標
- 嫌なことや困ったことを家族や支援者に伝え，対処方法を一緒に話し合うことができる。

ケアプラン
- 病棟生活において嫌なことや困ったことはないか尋ねる
- 嫌なことや困ったことに直面した時にどのような心身の反応があるか尋ねる
- 嫌なことや困ったことに直面することを避けたり，それに対処するための方法を話し合う
- 対処方法を実践することで，どのような効果があったか話し合う

ケアプランを修正してから，Nさんは以前のように自分の好きな芸能人の話などを穏やかに話してくれるようになった。その時「今の生活で嫌なことはありませんか」と尋ねると「同じ部屋の人がうるさくてカッとくる」と話した。そんなときどんなことができそうか尋ねると「家に帰るほかないですかね」と発言があった。

私は，Nさんが家に帰るためには他の人にカッとくる感情をコントロールすることが重要であると考え，Nさんにそれを説明した。するとNさんは「カッときたら，一旦その場を離れる」という対処を考え，実践することができた。

>
> **モモエ師長のワンポイントアドバイス**
> Nさんの好きなことを聞きながら，病棟生活で困っていることはないか尋ねたことはよかったですね。それによってNさんは安心して普段困っていることを言語化することができ，それにどう対処できるか自分の考えをもとに実行することができました。今後は家庭で実践できる対処行動を検討し，退院支援に織り込んでいけるといいですね。

長期入院の患者さんの退院支援に行き詰ってしまった！

　Oさんは，64才の女性。統合失調症で現在も入院中。18歳の頃に幻覚・妄想状態で両親に暴力を振るったことから精神科病院に入院していた。入院中に両親が亡くなり，以前は姉が数か月に1回程度お見舞いに来ていた。しかし，退院の目途は立たなかった。今は，開放病棟で入院生活を送っている。

　現在，明らかな幻覚・妄想は認められないが，病室や洗面台の清掃に多くの時間を費やすなどの，強迫行為と思われる行動が見られる。ときどき，洗面所で下着を洗うことがあり，看護師から注意されることがあった。もともと口数が少ないOさんは，理由がはっきりしない状況で看護師を叩こうとしたり，大きな声をあげたりすることもあった。

　私がOさんを受け持つことになった実習初日に部屋に様子を見に行くと，「あっちいって！」と言われた。病院敷地内の散歩を勧めても応じてもらえず，服薬の自己管理も「いらん」と厳しい表情で断られた。私はOさんに何をすればいいのかわからなくなった。

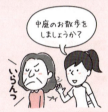

実習初期に私が感じたこと

　入院初期には幻覚・妄想状態であったようだが，現在はみられない。一方で，対人関係能力は十分に備わってはいないと感じる。薬の自己管理もできていないし，セルフケア能力が保たれているとも言い難い。退院は難しいかもしれないが，まずはOさんに辛抱強くかかわることで，関係性を構築して，いまよりも活動範囲を増やすことができればと思った。

実習初期のケアプラン

入院が長期化する中で,薬や金銭など身の回りの多くのことを病棟が管理していた。ADLは自立しているが,自室に閉じ籠り気味なため活動範囲は限られている。そのため,少しでも一般的な生活に近づけるために,実習中に薬や金銭の自己管理の導入を通じて,Oさんの活動範囲が増えればと考えた。

アセスメント
長期の入院でセルフケア能力が低下している。Oさんのセルフケア能力の回復を支援するためには,Oさんの入院生活全般に関して,できるだけOさん自身で管理してもらうようにする必要がある。セルフケア能力の回復にともなって,活動範囲が広がると考える。

長期目標
- 活動範囲が広がり,院外に外出することができる。

短期目標
- 薬や金銭の自己管理ができる。

ケアプラン
- 衣類は,洗面所で洗わないようOさんに説明し,私と一緒に病棟の洗濯機で洗濯する。
- 金銭の自己管理を行う。ケースワーカーにOさんの所持金を確認し,受付から預け金を受け取り1週間ごとの自己管理をする。
- 衣類の管理と金銭の自己管理ができれば,次に,服薬の自己管理を行う。起床時に看護師から1日分の薬を受け取り自己管理する。薬は,私が作った薬箱に入れて管理する。
- 上記の自己管理の支援を進めながら,機会を見て外出に誘う。

しばらくして……

金銭と薬の自己管理を勧めるため,私がOさんのところに伺うと,突然に「もういらん!」と大きな声で,手で追い払うしぐさをされてしまった。Oさんを外出に誘

っても返事がもらえなかった。私はOさんに嫌われたと思ったが，しばらく距離を取ったあと，お部屋に伺うと，世間話には応じてくれた。Oさんは若い時に，いろいろな習い事をしており，生け花が得意で，絵画など美術品が好きだったということがわかった。

モモエ師長のワンポイントアドバイス

長期の入院によりセルフケアの能力は低下していますので，Oさんが行動するにあたっては動機づけが必要となります。薬や金銭の自己管理も大切なことですが，まずは，Oさんの生活史を踏まえて，Oさん自身がやってみたいと思える支援を考えてみるといいかもしれません。長い入院期間の中で，Oさんにかかわった医療者も，セルフケアの問題には取り組んできたことでしょう。それがうまく行われていないことには理由があるはずです。

長期入院の人には特に，その人の"(ストレングスの視点から) 得意なことやできること"を見つけて伸ばすことで，"できないこと"をカバーするという考え方も重要です。

ケアプランの修正

Oさんは，いろいろな要因が重なって退院を見据えた支援の受ける機会を逃してきた。そうした経緯の中で，Oさん自身も，徐々に退院の可能性を考えられなくなってきた，ホスピタリズムの状況にあると考える。発病前にはできていた趣味などについても，実行する能力があるにもかかわらず，入院生活の中で行う機会を得ることがなかった。そこで，Oさんの生活歴を踏まえOさんのストレングスを軸にしたケアプランに修正した。

アセスメント
　Oさんは，長期の入院によって心理的退行を引き起こしている可能性が考えられる。そこで，Oさんとの世間話をきっかけにして生活史などを引き出し，Oさんがしたいと思っていることを看護の中に組み込むことで，セルフケアへの動機づけが必要と考えた。

長期目標
- 活動範囲が増え，(医療チームを交えた) 退院に向けての準備の話し合いができる。

短期目標
- 趣味の実施をきっかけとして，学生や看護師と一緒に，薬や金銭の自己管理の検討ができる。

ケアプラン
- 病棟内で生け花を私と一緒に取り組む。
- 院内，あるいは院外でしたいことはあるか，趣味の話をきっかけに話を広げる。そのなかで，服薬の自己管理や金銭管理の方法も，どのようにすればできるかを一緒に考える。
- 入院前は，どのようなところに行ったり，何をしていたのかを聞きだし，Oさんが興味を持てるような外出を勧めてみる。
- 病院スタッフや姉の付き添いで，地元の美術館に行く。

モモエ師長のワンポイントアドバイス
　長期の入院でセルフケア能力が低下し，退院して地域で生活することが難しいように見えた事例でした。ですが，Oさんの入院している理由を紐解いてみると，Oさん自身には大きな問題がないことがわかりました。いわゆる社会的入院で，退院支援が進んでいなかった事例と言えます。社会的入院となる理由は様々ですが，社会資源の乏しさからその人にあった資源がうまく見つからない→入院が長期化→ホスピタリズム→症状が強いように誤解される→退院の機会を失う→長期入院→……という悪循環に陥るケースは珍しくありません。近年は以前に比べ社会資源も充実しつつあります。その人にあった社会資源を活用すれば，多くの人が退院できると思われます。
　その後Oさんはさらに約1年間の入院が必要でしたが，現在は退院してグループホームで生活しています。

立案したケアプランが患者さんに全部拒否される！

Pさんは80歳の女性。アルツハイマー型認知症, HDS-R12点, 歩行器使用。排泄は, 失禁はないがトイレまでは誘導が必要。元看護師。そのことに高いプライドを持ち,「認知症になったらおしまい, ならないように新聞を読んでいるの, 歳には負けたくないのよ」と活発な性格である。右耳に難聴あり。

70台後半から物忘れが進行し, 見当識障害が出現したため, 生活に見守りが必要となった。被害妄想と, 昼夜逆転がある。現在50代の娘と二人暮らしだが, 娘さんの介護疲れ緩和とBPSD（行動・心理症状：いわゆる周辺症状）に対する薬剤の調整目的で入院となった。Pさんには検査入院と説明されている。

入院後, 夕方になると「なんで私はここにいなくちゃいけないの？ もう帰ります」と長時間歩行器で出口を求めて徘徊している。「今日, デパートで財布盗まれてお金ないからいただけません」と食事を拒否することが多い。夜間は「泊まるなんてご迷惑をかけられません。ここ（デイルーム）にいます」と臥床誘導も拒否。老いた体を他人に見せたくないとの理由もあり「あとで帰ってからお風呂に入るから結構です」と入浴の促しを拒否している。そのつど, 看護師が話を聞いたり声かけをしたりして援助を行っている。

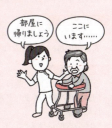

実習初期に私が感じたこと

実習初日には終始「私が看護学生だった頃はね……」と昔話をたのしそうにしてくださった。元看護師ということもあり, 看護師のケアには拒否傾向があっても, 学生とならばうまく人間関係が築けるのではないかと思った。

実習初期のケアプラン

　Ｐさんは入院理由が分からず，事実誤認もみられる。帰宅要求，徘徊，ケア拒否を少しでも少なくするために，Ｐさんのわからないことは説明し，誤解を解くことで，現在入院中であり何も心配することはないことを理解できるようにしようと思った。

アセスメント

　Ｐさんには，記憶障害や見当識障害により徘徊，混乱，作話や被害妄想などのBPSD（周辺症状）が生じている。BPSDはＰさんの体力を消耗させ，入院や援助を受け入れられないなど生活の質を低下させてしまっているので症状の軽減をはかり，不足しているセルフケアへの援助を受け入れられるようにする必要がある。

長期目標

- 入院生活に慣れBPSDが軽減し穏やかに過ごすことができる。

短期目標

- 入院していることを理解する発言が見られる。徘徊がなくなる。看護師の援助を受け入れることができる。

ケアプラン

- 毎朝，今日の日付，曜日，入院生活の予定をＰさんに伝える。
- 信頼関係を築くためにＰさんが昔の話を活き活きとお話しするときは傾聴する。
- 帰宅要求時には入院している事実や医師の説明した入院理由をそのつど優しく伝える。
- 出口を求め歩こうとした時は昔の話を聞かせてくださいなどと声かけし，気分転換を図る。
- 食事の時に財布が盗まれたからと話されるときには，盗まれていないことを伝え，「今食べないと次の食事時間まで食べられないから召し上がってください」と声をかける。
- 入浴拒否の時は週に2回しか入浴日がないから入るように伝える。
- 徘徊をしている時は，いまの時間や場所，これからの予定を伝える。

しばらくして……

　Ｐさんに優しく言葉をかけているのに「どうしてあな

たは私にそんなに指図ばかりするの？ ほっといてちょうだい」と声を荒げるようになった。帰宅要求時に気分転換を図ろうとすると「何言ってるの？ そんな暇はないの」とますます帰宅要求が強くなり病棟の出口を求めて落ち着きなく歩くようになった。

モモエ師長のワンポイントアドバイス

いろいろと説明をして，重度の記憶障害や見当識障害があるPさんに現在入院していることを理解してもらえましたか？ 事実の説明をすることは，Pさんの不安や混乱を受け止めることになっていましたか？ "あなたはわかっていない・間違っている"という否定的なメッセージばかりを与えることになっていませんか？ そこを考えてみてくださいね。
それからPさんの言葉や行動にばかり目が行っていませんか？ 認知症の患者さんはご自分で身体の不調を訴えることができないことが多いので，客観的にPさんの身体の状態についても観察，アセスメントが必要です。

ケアプランの修正

言葉で説明してPさんに入院していることの理解を求め安心してもらおうと思ったが，かえってPさんに不信感を与え不安や混乱を強めてしまった。入院していることを理解できていないPさんを入院生活の枠組みに無理矢理当てはめようと焦っていることに気づいた。

また，Pさんの言葉と行動に気をとられPさんの身体状況について把握ができていなかった。Pさんは，食事量減少と長時間の徘徊で入院時より体重は減っていた。抗精神病薬が用いられ少しふらつきがみられることもあった。そこでケアプランを次のように修正した。

アセスメント
　入院という環境の変化により，不安や混乱が増強し，BPSDが強く出ている状態である。心地よい声かけやかかわりをもち，Pさんが少しでも安心感や尊重されている感覚がもてるようなケアを実施する必要がある。

長期目標
- 転倒などの事故なく安全に入院生活を送ることができる。

短期目標
- 不安や混乱が軽減し，帰宅要求が減る。
- 入院生活に楽しみを見つけ，笑顔で過ごす時間が増える。
- 消耗や薬剤の影響による転倒を起こさず安全に生活できる。

ケアプラン
- 安心につながるコミュニケーション：
  右耳に難聴があるため左側から話しかける。
  昔の話を何度話しても毎回新鮮に傾聴し，肯定的な感想を伝える。
  「帰りたい」「帰ります」の訴えには傾聴し，希望が持てるような返事をする。(「明日お帰りになると聞いています」など)
- 食事の促し
  お金がないと話す時，「娘の○○さんからお金をいただいています。せっかくだから温かいうちにどうぞ」などと声をかける。それでも拒否がある時は時間をおいて対応する。
  食事量が少ない時は間食で何か好きなものを食べる。
- 排泄の促し／誘導
  トイレ希望時や立ち上がりが見られた際はすぐに対応する。
- 清潔・整容の促しと援助
  更衣は拒否がある時は無理強いしない。
  入浴は，促して拒否がある時は時間をおくか誘導する人を代えて試みる。入浴とあえて告げず，流れの中で入浴できるか試みる。
- 環境調整
  デイルームでは本人が落ち着く場所に案内する。
- 活動と休息の援助
  険しい表情で徘徊する場合は危険がないように見守り，少し時間が経過してから「少し休みませんか？」「お茶でも飲みませんか？」等と声をかけさりげなく休息を促す。
  気の合う患者さんも交えおしゃべりを楽しむ。
  デイルームでPさんの好きな活動を一緒に行う (好きなテレビ番組を観る，新聞や週刊誌を読む，塗り絵など)
- 一般状態の観察

その後の様子

Pさんは，入院していることは理解していないようだが，穏やかな表情で学生や他の患者と過ごす時間が増えた。時々拒否や帰宅要求はみられているが，以前よりも出口を探す頻度は減り，頑なな拒否は見られなくなってきている。学生の私にも実習開始時のように昔の話をしてくださり，笑顔で「あなたたちはこれからなのだからがんばりなさいね」と励ましてくれた。

モモエ師長のワンポイントアドバイス

認知症の症状には，記憶障害，見当識障害，理解力・判断力の障害，実行機能障害，失行，失認，失語といった「中核症状」と，不安，焦燥，妄想，大声，攻撃的行動といった，中核症状が元になって行動や心理面での問題が生じる「BPSD（行動・心理症状：いわゆる周辺症状）」があります。Pさんのように休息やBPSDに対する薬剤調整目的で短期間入院されるケースは少なくありませんが，入院という環境の変化自体が大きな刺激となり症状が強くなることがあります。

BPSDは，元来の性格，これまでの生き方や役割，身体的不調，置かれている状況や環境，心理状態などが関連しながら生じるので，出現の程度や仕方は人それぞれです。患者さんの性格や生き方，役割などは変えようもありませんが，その個性をふまえて，他の要因について看護で改善できる可能性があります。

患者さんはケアする人の態度に敏感に反応します。その方の自尊心を大切にしながら，穏やかにできるだけ肯定的に対応し，身体的不調の予防・改善，置かれた状況の改善（行動制限を最小化するなど），環境の調整（なじみの環境に近づける，安心できる環境づくり）などをしていきましょう。

引用・参考文献

1) 湯浅美千代編：看護師認知症対応力向上研修テキスト 第5版. 東京都福祉保健局高齢社会対策部在宅支援課. 2017

積極的にかかわったのに計画どおりに進まない！
積極的にかかわらないことも援助ってどういうこと？

Qさんは52歳の女性。うつ病性障害の診断を受けている。夫と大学2年生の長女と3人で生活していた。血縁の叔母が同じ疾患で治療歴がある。

入院前は看護師として大学病院に勤務。性格は明るく社交的で対人関係にも問題はなかったが、4週間ほど前から急に気分の落ち込みが見られ、生きていることに虚しさを感じるようになった。きれい好きで、ほとんど毎日のように部屋の掃除をしていたが、だんだんとできなくなり、家族との会話も少なくなっていった。そして、仕事に行くのがつらく休みがちで、ほとんど1日中ベッドで横になっていた。楽しみにしていたテレビドラマにも関心がなくなり、家族が話しかけても返事もしなくなっていった。食欲もなく、著しい体重減少と睡眠障害があり、不眠で気力も減退していた。ときどき夫や子どもに涙を浮かべて「ごめんね……」とつぶやき、「死にたい」と言うこともあった。思考力も低下し、集中して物事に取り組めない状態が続いていたため、見かねた家族の同伴で受診し、指定医の診察の結果医療保護入院となった。

薬物療法が開始され、入院から3週間が経過。食事も半分程度は摂れるようになり、表情にもゆとりが感じられる。学生が受け持つことになったが、現在も自殺（希死）念慮は残っているようである。

実習初期に私が感じたこと

穏やかで静かな人だと感じた。薬の効果は2週間程度で見られると講義で習ったし、紹介されたときに笑顔も見られたので、ずいぶん病状が回復している。かかわりをもつことは難しくないけれど、看護師ということが少し気になる。関心をもって積極的にかかわろうと思った。

実習初期のケアプラン

　食事摂取量が増加してきているので，全量摂取できるように援助する必要がある。また，対人関係でコミュニケーション能力をさらに高めるために，積極的にかかわるようにする。そこで次のようなケアプランを考えた。

アセスメント
　笑顔が見られだしたことからみても回復基調にあると判断できる。すでに急性期から脱しているため，退院に向けての準備や援助が必要になる時期と考える。

長期目標
- 症状が十分に回復し，安定したら早期に職場復帰することができる。

短期目標
- 睡眠のリズムを整えることができる。
- 食事摂取量を増やし，標準体重に近づける。

ケアプラン
- 睡眠時間を把握できるように，睡眠表を作成して毎日一緒に確認する。
- 悩みごとがあれば傾聴し，話し相手になり，日中に起きている時間を増やす。
- 会話でのコミュニケーションをはかりながら，摂取量や好き嫌いの把握を行う。

しばらくして……

　朝のあいさつでは明るく振る舞い，日中に起きている時間を確保して睡眠のリズムを整えるように援助していたが，「ちょっと1人にして」と言われることが多くなってきた。表情も疲れているように見え，看護計画どおりには進んでいない。睡眠表もきちんと答えてくれないので記入できず，かかわり方がわからなくなってきた。

モモエ師長のワンポイントアドバイス

ちょっと焦っているようですね。計画を見直すことも考えて，もう1度アセスメントしてみては？ まだ急性期の状態にあるので，ゆっくり休んでもらうことがいちばん大切な援助だと思うけれど，学生さんは"目に見える"援助をしなければいけないと考えているのかな？ いま積極的にかかわることが本当に患者さんのためになる？ 睡眠のリズムを整えることは間違っていないし，食事量の観察も必要。でも，ほかにもっと大切なことがあるのではないかな。

ケアプランの修正

「ちょっと1人にして」と言われ，看護計画どおりに進まないことで焦っていた。また，かかわる時間も長かったし，何もできていないことで実習指導者から注意を受けるのではないかと悩んでいた。しかし，アドバイスを受けて，看護計画の内容が自分中心だったことに気がついた。長期目標にあげていた早期の職場復帰も，Qさんが望んでいることなのかはわからないし，コミュニケーションをとることばかりを考えて，休息の時間をつくることを考えられていなかった。長時間かかわらなくても観察はできるし，また「死にたい」と以前に話していたことから，自殺（希死）念慮があることも考えて，あらためて次のようなケアプランを立てた。

> #### アセスメント
> 　回復基調にはあるが，自殺（希死）念慮も持続しているようで，十分な注意が必要な時期である。生活リズムをゆっくりと整える必要がある。
>
> #### 長期目標
> - 十分な休息により症状が回復し，安定した状態で退院することができる。
>
> #### 短期目標
> - 症状の悪化を防ぎ，睡眠リズム，衛生維持，排泄，休息，活動を整えることができる。
> - 適切な栄養摂取ができ標準体重に近づける。
> - 自殺を防止する。
>
> #### ケアプラン
> - 抑うつ気分の程度，態度・行動，表情，会話，服装，気分の日内変動，睡眠状況，自殺念慮を考え，意識的に機会をつくり，気づかれないように観察する。
> - 治療終了まで人生にかかわる重大問題についての決定は延期してもらい，焦ると病状は悪化するので，休息をとることが必要なことを説明する。
> - 便回数と性状，便秘の有無，尿回数をバイタルサインチェック時に確認する。
> - 休息の邪魔にならないように，訪室時は短い会話ですませる。
> - 傾聴的態度（患者が話すことにどのような意味があり，自分に伝えたいことは何か，そのことについてどう感じているかなど，全体的な意味や雰囲気を理解しようとする）で対応する。

　ケアプランを修正したことで，目に見えない圧迫感から，Qさんも私も逃れることができた。また安全を保障したことで，Qさんとの距離が近くなったように感じた。

モモエ師長のワンポイントアドバイス

うつ病では，心気妄想，罪業妄想，貧困妄想の3つの妄想が特徴的です。国家試験の問題にもよく出てきますから覚えておきましょう。
それに加えて，うつ病の回復期で自殺（希死）念慮をもっている場合には，自殺企図（行動化）が起こりやすいのです。急性期では自殺（希死）念慮があっても行動化できにくいのですが，回復期になると身体面から回復して，こころ（精神）は後に回復するため，この時期に自殺（希死）念慮があると自殺企図（行動化）できてしまいます。これも国家試験の問題によく出てきます。急性期に積極的にかかわると疲労感を与えることが多いので，焦ってコミュニケーションをとり過ぎないことが大切です。でも，きちんと観察はしないといけないので，その加減が難しいのです。修正されたケアプランは患者さん中心のものになっていました。繭にくるまったような，ほんわかとしたかかわりが必要ですね。

引用・参考文献

1) American Psychiatric Association（高橋三郎ほか訳）: DSM-Ⅳ-TR 精神疾患の分類と診断の手引 新訂版. 医学書院, 2003年.
2) 大熊照雄:現代臨床精神医学 改訂第12版. 金原出版, 2013年.
3) 水島広子:専門医がやさしく教えるうつ病―正しい知識をもてば心の病気は早く治せる!. PHP研究所, 2000年.

患者さんが隠れて過食している！？
やめさせようとしたら関係が悪くなった

　Rさんは28歳の女性。まじめで完璧主義な性格。大学時代に失恋したころから無理なダイエットを何度かくり返したが，そのほかは問題なく，優秀な成績で大学を卒業した。就職後3年が経ち，責任のある仕事を任されるようになったころから，ストレスがたまると，同居している家族に隠れて過食するようになった。2年前からはその頻度が増え，体重増加を気にして下剤乱用や自己誘発嘔吐が始まった。1年前，過食嘔吐だけでなく，イライラや抑うつ，不眠，立ちくらみなど，不安定な状態で欠勤が増えたため，母親の勧めで通院を開始し，摂食障害と診断された。SSRIや睡眠導入剤の内服で一時は安定していたが，1か月前の連休に，部屋に引きこもり，過食をしつづけ，週が明けても会社に行けない状態となったため，休息と生活の立て直しを目的に任意入院となった。入院後数日で抑うつ気分や不眠は軽減し，他患者とも交流が見られるようになった。食事は毎食全量摂取し，間食も見られず大きな体重の増減もなかった。BMIは21である。

　実習初日にあいさつした際には，明るい笑顔で気さくに話しかけてくれた。翌週には，自宅への初外泊が予定されていた。

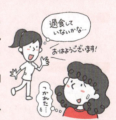

実習初期に私が感じたこと

　Rさんは，OT参加や，単独での散歩も行えており，問題がないように感じた。しかし，実習2日目に偶然，床頭台の中に大量のパンやお菓子が買いだめされているのを発見した。外出した際に少しずつ買って隠したもののようだった。Rさんには何も言えず，ひとまず看護師に状況を報告した。なんとか過食をやめさせなくては来週の外泊もできなくなると思った。

実習初期のケアプラン

Rさんは，精神的にも落ち着き退院に向けて外泊をくり返す段階になったが，過食したい欲求が高まっている。外泊に向けて，病棟・自宅でも欲求を我慢し，過食をしないで過ごせるよう援助することが必要である。そこで，次のようなケアプランを考えた。

アセスメント
患者は外泊を前に過食欲求が高まっている。自宅での過食をなくすためにも，過食欲求があるなかでも過食しないで過ごす必要がある。

長期目標
- 過食しないで過ごすことができる。

短期目標
- ほかの活動で過食欲求を紛らすことができる。
- 過食をしない。

ケアプラン
- できるだけ患者と一緒にいて，食事以外に関心を向けられるような話題づくりをする。
- 外出中，買い物の様子や内容を観察する。
- 外出後や面会後の荷物を確認する。
- 環境整備の際に，床頭台の荷物も確認する。
- 買いだめ行動が見られたら，看護師に報告する。
- OT参加や軽い運動を促す。

しばらくして……

ケアプランどおりに，Rさんが過食をしないよう，実習時間のほとんどをRさんとともに行動した。しかし，翌日からRさんはだんだんよそよそしくなり，会話も短くなっていった。それでも観察のために訪室を続けていたが，午後，散歩に同行しようと訪室するとすでに出か

けた後だった。帰棟後，Rさんに声をかけると「ごめんなさい，1人で過ごさせて」と言われてしまった。

モモエ師長のワンポイントアドバイス
Rさんが食べ物を隠しているのは，過食に後ろめたさや問題を感じているからでしょうね。そんなとき，もし逆の立場だったら，このケアプランをどんな風に感じますか？ まずはRさんの過食欲求の高まりの背景に何があるか考えることが大切です。"なんとかやめさせなくては！"とばかり焦ると，Rさんの思いやニーズを冷静にとらえられなくなることがあります。過食に走らず過ごすにはどうしたらよいか，Rさん自身が見つけていけるよう，一緒に考えていくことが大切です。

ケアプランの修正

もし自分がRさんだったら……，と考えてみた。過食がよくないとわかっていてもやめられないのはつらかっただろう。自分のケアプランは，過食をやめさせることばかりで監視しているようだと思った。これでは，Rさんにプレッシャーをかけていることに気づいた。長い目で見れば，この先ずっと誰かがRさんの過食を止めつづけるのではないし，すぐには難しくてもRさん自身が過食欲求とどう付きあうかを見出していくことが大切なのだと考えた。

振り返ってみると，Rさんはストレスをためこんでは過食をくり返しており，ほかにストレスの解消法がないようだった。完璧主義で，愚痴を言わず，他者には小さなことに見える問題でも自分を責めて落ち込みやすい傾向があった。言葉にしないが外泊を前に不安があったの

かもしれない。まずはRさんが考えている課題について話しあえる関係を築いていくことが大切だと考えた。これらのことから、次のケアプランへと修正した。

アセスメント
Rさんはストレスをため込み、適切な対処法がとれずに過食に走ることをくり返していた。入院後、薬剤調整や環境変化で落ち着いていたが、外泊を前に不安が高まっている可能性がある。Rさんが思いを言語化し、ストレスや不安への対処を考えていけるような援助が必要である。そのためには率直に話しあえる関係を築くことが重要である。

長期目標
- 過食以外のストレス対処を行うことができ、過食の頻度が減る。

短期目標
- 過食欲求の高まりを看護師や私に伝えることができる。
- 外泊時の過ごし方や対処について話しあい、具体的にイメージすることができる。

ケアプラン
- 私がかかわる時間についてRさんの都合を聞きながら接する。
- 表情や立ち振る舞いを観察し、ストレスや不安が高まっているように見えるときは、Rさんに心配している気持ちを伝える。
- 過食欲求の高まりや、ストレスや不安を感じたときは、看護師や私に伝えるよう説明する。
- 本人が不安やつらさを言語化できたときは、それを受け止め共感的に理解する。
- 過食欲求を言語化できたときは傾聴し対処方法を一緒に考える。
- 外泊を前にどのように感じているのかを聴く。
- 外泊の過ごし方や対処方法について話しあう。
- 過食しても責めるのではなく、そのときの感情や引き金を傾聴し、次からの対処を一緒に考える。

自分が焦ってかかわってしまったことをRさんに謝った。そして、修正したケアプランにそってRさんの意思を尊重した接し方をするようにするうちに、私に接する

Rさんの表情も明るくなり，自分から話すことが増えた。あるとき，Rさんは「家に戻ったら，また元のようになってしまうのではと怖くて，実は昨夜お菓子を2袋食べてしまったの」と率直に話してくれた。

> ### モモエ師長のワンポイントアドバイス
>
> 最初のケアプランでは，なんとか過食をやめさせようと一方的に管理して，逆にRさんにプレッシャーをかけてしまいましたね。実習ではついいろいろとやってあげる，管理してあげるケアプランにしがちですが，長期的な視点で見ると，この先その人自身がどう過ごしていきたいか，どう対処していくかが大切なのです。「管理」よりも「一緒に考える」ことを大切にしてケアを考えていきましょう。ほかの人から与えられた解決法ではなかなか長続きしないですよね。患者さん自身が「これならやってみよう」という解決法をともに見出していくことが大切です。

患者さんがこっそり飲酒していた
アルコール依存症だと認めていなかった!?

Sさんは51歳の男性。アルコール依存症。高校教師で,妻と2人の子どもと暮らしている。数年前より職場の健康診断の血液検査で肝機能の上昇を認める。最近は体調不良を理由に仕事を休みがちである。また,出勤すると酒臭があるために教頭より注意を受けることがたびたびあった。教頭が養護教員に相談したところ,アルコール依存症専門クリニックの受診を勧められたが,本人は特に問題ないと受診しなかった。その後も自宅での飲酒が続き,無断欠勤が続くため,教頭と養護教員が自宅を訪問した。その際に再度クリニックを受診するよう強く迫られ,妻も付き添い,渋々受診をした。医師から入院治療を勧められるが,本人は1度拒否した。しかし,教頭や養護教員の説得で入院を承知した(任意入院)。

私が受け持ったのは,Sさんが入院して1か月目。食欲もあり,睡眠も良好。体調もよく,日中は体力づくりのため外出し運動している。アルコール回復プログラムにも毎日参加し,プログラムで学んだ内容を詳しく私に教えてくれる。夜間は自助グループに参加しており,来週からは自宅への外泊訓練も開始となる予定。飲酒に対しては「いまは全然飲みたいとも思わない」と述べている。

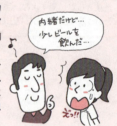

実習初期に私が感じたこと

体調もよく,アルコール回復プログラムや自助グループにも積極的に参加している。飲酒に対しても「飲みたいとは思わない」と言っているので,Sさんは順調に回復していると感じた。

実習初期のケアプラン

Sさんは飲酒に対する欲求もなく,まじめにプログラ

ムや自助グループに参加している。現在のSさんは順調に回復していると考え、継続して断酒ができるよう支援していくことが必要と考えた。

> **アセスメント**
> 飲酒欲求もなく、プログラムに参加し順調に回復しているので、断酒を継続できるよう支援することが必要である。
>
> **長期目標**
> ・退院後も断酒を継続することができる。
>
> **短期目標**
> ・継続して回復プログラムに参加できる。
> ・自助グループに自主的に参加できる。
>
> **ケアプラン**
> ・回復プログラムに参加しているSさんの様子を確認し、参加後の感想を聞く。
> ・参加する自助グループについて一緒に考え計画する。
> ・1日の過ごし方を一緒に考える。
> ・退院後の生活のことを一緒に考える。

しばらくして……

Sさんが初めて自宅への外泊を終えたので、外泊時の様子を聞いた。すると「内緒だけど、家に帰る前に少しだけビールを飲んだ。でもそのあと全然ほしいとも思わなかったよ。やっぱり僕はアルコール依存症じゃなかったんだ。自助グループでほかの人の体験談を聞いても、俺はそれほど酷くはないと思っていたからね。依存症の手前の状態でそれほどひどくなかったから、もう治ったんでしょうね」と話した。Sさんの言うことは正しいのだろうか。

モモエ師長のワンポイントアドバイス

治療プログラムに対する表面的な前向きさの裏には,上司や家族に言われ渋々入院したという思いがあり,根底には病気に対する否認があります。アルコール依存症患者の心理には,やめたい気持ちと飲みたい気持ちの両価的な思いが共存しています。周囲の人間が患者の飲酒について責めてしまうと,以前より否認を強めてしまい,やめたい気持ちが薄れてしまうこともあります。また,今回の再飲酒の告白とアルコール依存症ではなかったという宣言も,心の底から本気で言っているのではなく,自分に言い聞かせているか,あるいはあなたを試しているのかもしれません。そこで,少しでもやめたい気持ちが垣間見られたら,その思いを素早くキャッチし,やめたい気持ちを大きくするような介入が必要になってきます。入院前の連続飲酒状態であったときのことを思い出してもらえるような働きかけもよいでしょう。再飲酒したときは治療的介入の絶好のチャンスです。

ケアプランの修正

一見順調に回復しているように見えたSさんだったが,実はまだ第一の否認「自分の酒の飲み方にはなんの問題もない」さえ認められていなかったのだ。一方で,飲酒したことや表面的にしかプログラムに参加していないことを私に話したということは,助かりたいという気持ちがあることの証拠であるとも思った。

> **アセスメント**
>
> 　飲酒欲求もなく，プログラムに参加し順調に回復しているように見えるが，断酒初期であり，さまざまな変化により再飲酒に至る可能性がある。再飲酒のリスクを一緒に考え，回避できるような援助が必要。
>
> **長期目標**
> ・退院後も断酒継続することができる。
>
> **短期目標**
> ・継続して回復プログラムに参加できる。
> ・自助グループに自主的に参加できる。
> ・再飲酒のリスクを認識し，回避できる。
>
> **ケアプラン**
> ・他職種のカルテ記載やカンファレンスでの情報から，Sさんの状態を多方向からアセスメントする。
> ・Sさんと家族の関係性などを把握しておく。面会時に家族と接する機会があれば，家族にアルコール依存症の知識を身につけてもらうため，家族会への参加を勧める。
> ・どのような場合に飲酒欲求が襲ってくるかを一緒に考える。また再飲酒を回避する方法も考える。
> ・再飲酒してしまった場合は，隠さずに話してもらうよう伝える（再飲酒したことは内緒にせず，ほかのスタッフと情報共有することをあらかじめ伝えておく）。その際は再飲酒したことを責めるのではなく，話してくれたことを認め，入院前の連続飲酒状態であったときのことなど，Sさんの酒害体験を振り返えられるようなかかわりを行う。

　Sさんに，学生である自分に正直に話してくれたことを認め，外泊をねぎらった。そのうえで，外泊中の思いや飲酒に至った背景をともに振り返っていると，「飲酒したことを話して褒められたのは初めてだよ……。家族にはいつも責められてばかりだったからね。入院して初めての外泊だったから素面で家族と何を話していいのかわからなかった。だから飲んでしまったのかもしれない。

入院中は飲まないって決めていたのに飲んでしまったのだから，依存症を認めるしかない。もう一度最初からやり直すつもりで断酒してみるよ」と涙ぐみながら断酒治療継続の意志を語ってくれた。

モモエ師長のワンポイントアドバイス

断酒初期に身体が回復してくると「少しぐらいなら…」という思いが芽生え，再飲酒してしまう人は多くいます。「飲酒欲求がない」という表面的な感覚に患者も看護師も騙されてはいけません。アルコール依存症者の心理には「やめたい気持ち」と「飲みたい気持ち」が常に共存しており，そのバランスが崩れたとき再飲酒に至ります。心のバランスが崩れる要因としては，身体的な回復によるこころの余裕や，経済面や人間関係の問題など，現実との直面化などがあります。学生自身の情報収集はもちろんのこと，他職種などと連携を深め，多角的に患者や患者を取り巻く環境を理解し，アセスメントして個別的な援助を立案していくことが重要になります。さらに酒害を忘れず断酒継続するためには，自助グループに参加し，酒害を語る／聞くことが不可欠です。
これらを踏まえて，患者さんと一緒に，そして患者さんが主体となって実践できるようなプランを立てるとよいでしょう。

利用者さんの訴えに焦点をあてたら、かえって関係がこじれてしまった

Tさんは30歳の女性。高校卒業後は事務員として就職したが、不眠がちとなり退職。適応障害の診断を受けた。24歳のときに妊娠したために結婚したが、育児ができず、子どもを保護される期間もあった。何かあると「さびしい」「不安」と言いながら飲酒したり、処方以上の薬を摂取したりして、家事や育児を放棄することもあった。また、24時間対応の児童虐待ホットラインに電話をかけて話を聞いてもらうことが続いたため、こども相談センターの職員から訪問看護に相談があった。Tさんも「活気を取り戻したい」「家事ができるようになりたい」と希望したため、週3回の訪問看護が導入となった。

導入後はほぼ毎日のように泣きながら緊急電話に連絡が入ることが続き、時々飲酒もしていた。実習で訪問看護への同行が始まったときは「家事ができるようになりたい」という希望のもと、一緒に調理をしたり、日々の出来事を話しあったりしていた。しかし、次に訪問したときには、そんなTさんが突然「眠れない」と訴えはじめ、一緒にしていた調理もしなくなった。

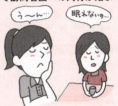

実習初期に私が感じたこと

「家事ができるようになりたい」と話してくれて、一緒に調理もしていたのに、実習3日目（2回目の訪問）時には不眠のために調理までできなくなってしまった。仕事も不眠から退職になっているので、早く不眠を改善して元の生活に戻れるようにしていくことが大切だと感じた。

実習初期のケアプラン

Tさんは夫と子どもの3人暮らしだが,夫が仕事に行き,子どもを送り出した後はずっと1人で過ごしている。一緒に調理をする以外はテレビを見ながら横になって過ごしていることが多く,ウトウトすることもあった。活動量が少なく,生活リズムも崩れやすいため,まずは生活リズムを整える必要がある。そこで,この訪問後,次のようなケアプランを立てた。

アセスメント
家の中で1人だけで過ごすという刺激の少ない生活では生活リズムがつきにくく,このまま昼夜逆転になっていくことも考えられる。

長期目標
- 意欲をもって家事・育児ができるようになる。

短期目標
- 夜間8時間眠れるようになる。
- 訪問看護と一緒に調理ができるようになる。

ケアプラン
- 1日の行動スケジュールを立て,横になって過ごすことが少なくなるように活動を促す。
- 夜間に十分な睡眠がとれるように,子どもが寝た後の21時に内服,22時に入床を促す。
- 飲酒は睡眠の質を低下させることを説明し,訪問時に飲酒していないかを確認する。

しばらくして……

生活リズムが整うように実習で訪問するたびにケアプランにそって話を進めていたが,「眠れない」という訴えは続き,実習6日目(4回目の訪問)には会話中に「いつも同じことばっかり言って,私の話は聞いてくれない!」

と言われてしまった。

モモエ師長のワンポイントアドバイス

「眠れない」の訴えに込められている本当の思いはなんでしょう？ 実は「眠れない」＝「眠りたい」ではないことも多いのです。Tさんの言葉だけでなく，生活状況と合わせて考えることが必要です。Tさんは現在「不安」や「さびしさ」と付きあいながら，母親として家事と育児をこなすことを求められている環境で生活しています。その情報と"人が地域で生活する"ということを踏まえたうえで，現在の生活状況を再度確認すると，「眠れない」以外の思いが見えてくるはずです。

ケアプランの修正

振り返ると，私は生活リズムを整えて眠れるようにするために，「何時に何をしたのか」ということばかり聞いていた。さらに「眠れない」という問題が解決すれば，「家事ができるようになりたい」というTさんの希望に向って，以前のように一緒に調理ができるようになると考えていたことに気づいた。Tさんが「家事ができるようになりたい」と希望していたのは，しっかりと家事や育児をこなすことで，母親としての役割を果たしながら生活することではないかと考えた。そして「私の話は聞いてくれない」という言葉から，「眠れない」という訴えも「眠れなくてしんどい」ということではないか，本当は「しんどい」「話を聞いてもらいたい」ということを訴えたかったのではないかと考え，次のようにケアプランを修正した。

アセスメント

　Tさんは妻、母親という役割をもって自宅で生活している。地域での生活は病棟のように常に支援があるわけではなく、「不安」「さびしい」という感情や、「眠れない」という症状と付きあいながら役割を果たしていくことが必要になる。「不安」や「さびしい」、「眠れない」という訴えが多いことから、それらの感情や症状に振り回されていると考えられ、そのことが自信を失うことにつながっていると考えられる。

長期目標
- 感情や症状と付きあいながら、家事・育児ができるようになる。
- 「うれしい」「楽しい」と感じることが生活のなかで増える。

短期目標
- 現状や思いを「眠れない」以外の言葉で表現することができる。
- どんな些細なことでもよいので、うれしかったこと、楽しかったことを毎日1つ書き出すことができる。

ケアプラン
- 自由時間をどう過ごしているのか、生活のなかでの楽しみは何かを聞く。
- 毎日書き出しているうれしかったことや楽しかったことについて話を膨らませ、それらに気づきやすいようにかかわりをもつ。
- Tさんの考えている母親像と現在の自分について話を聞く。
- 自分で選択、決定し、責任をとれるように、現在の生活はTさんなりにがんばってつくり上げたものであること、どのような行動を選択してもTさんなりのがんばりがあると感じていることを言葉にして伝えることで、Tさんの力を信じていることを示す。
- 日々の生活のなかで思ったことをそのまま話してもらうなかで、そのときの状況と起こった感情、実際にとった行動を一緒に整理する。
- Tさんの1日の過ごし方と、母親として最低限しなければいけないことを、1日、1週間単位で一緒に考えて書きだす。

①実習の訪問時に、できていることと、できていないことを分ける。
②できていることは一緒に喜び、できていないことはどのように行動に移すかを、いままでTさんがしてきた行動のなかから一緒に考える。
③訪問終了後にもTさんが行動できるように、②で考えた行動を、次回実習で訪問するまでの過ごし方として用紙に書き出す。

実習8日目（5回目の訪問）からは，Tさんの日々の楽しみや母親としての役割に焦点をあてたこと，1人で過ごすときに行動ができるように1日の過ごし方を具体的に話しあい，用紙に書き出したことで，Tさんの意識が「眠れない」以外の方向に向くようになった。その結果，Tさんは私が実習で訪問することを楽しみにしてくれるようになり，自分の過去のできごと，現在の気持ち，なりたい自分，未来の自分についてなどの話をしてくれるようになった。そのような話をするなかで，Tさんは自分の進むべき道やそのための方法を見つけていくようになった。

モモエ師長のワンポイントアドバイス

病棟での看護は「治療」が中心にありますが，訪問看護では「生活」が中心にあります。生活とは，選択，決定，行動のくり返しです。人はどのような感情や症状があっても，そのなかで日々，選択，決定，行動をくり返しているのです。
訪問看護ではさまざまな感情や症状をもちながらも，その人の希望に近づく生活ができるように支援していきます。生活を支援するなかで大切な視点に「生活は点ではなく線である」「どんな人でもその人なりの生活を送ってきた実績がある」ことがあります。Tさんも「不安」「さびしさ」「眠れなさ」をもちながらも母親として生活していましたが，初期のケアプランでは「眠れない」というTさんが訴える"問題"にのみ焦点があたっていましたね。問題に焦点があたると，その問題にかえって振り回されやすくなります。そうした生活はTさんの希望する生活とはかけ離れていますよね。ケアプラン修正後は，問題ではなく，日々の楽しみやTさんのもつ力，そしてその日の訪問の実習が終わってからの行動に焦点があたっていましたね。また，Tさんが振り回されないように，実際の生活を共有し，それを用紙に書きだして視覚化もしていますね。共有はTさんの気づきにつながり，視覚化は感情に振り回されない行動につながります。人はわからないものには振り回されますが，わかれば自ずと対処するものです。

2 精神看護学実習で遭遇する場面

プロセスレコードを書いて，患者理解を深めよう！

　Uさんは，60代の女性。20代後半で統合失調症を発症した。入退院をくり返し，現在，任意入院中である。母親の声が聴こえるという幻聴，また，母親はすでに亡くなっているが，T市に健在であるという妄想がある。受け持ち当日，Uさんが閉鎖病棟の入り口のドアの前でカバンを持って立っている姿を見て「Uさん……」と声をかけた。しかし，Uさんは，表情も変えず，返答もなく，遠くを見るようにしてたたずんでいた。

　私はUさんとコミュニケーションがとれるだろうかと不安になり，実習指導者に相談した。実習指導者からは「誰だって，初めて会う人には緊張するでしょう？　リラックス，リラックス！　そして，幻聴や妄想のある患者さんに接するときはどうするのかを思いだしてみましょう！それと，今日の実習での場面をプロセスレコードで振り返って，明日からのコミュニケーションに活かしていきましょう」と指導を受けた。

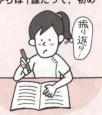

モモエ師長のワンポイントアドバイス

妄想とは思考内容の障害ですね。事実でないことを事実であるとする非現実的内容の確信で，訂正は不能とされています。患者さんは妄想による病的世界と現実の世界の2つを維持するために，膨大なエネルギーを費やしています。妄想に対しては，そのつらさ・苦しさに焦点をあてたうえで，現実的な体験がもてる工夫が必要です。

実習指導者のアドバイスを受けて

　私はその夜，妄想状態にある患者さんとのコミュニケ

ーションについて次のことを学習し直した。「①妄想を体験している患者さんの気持ちを受け止め，苦痛や不安を緩和する」「②妄想に左右されないように，現実検討能力を高めるかかわりをする」「③患者の言動の意味（真のニード）の把握に努める」。

実習2日目のかかわり

翌日，私は昨晩の振り返りをもとにUさんにあらためて話しかけた。すると，Uさんが返事をしてくれ，かかわりに手応えを感じることができた。その場面をプロセスレコードで振り返った。

場面の状況		再構成の理由	
朝，病棟へ行くと，ドアの横の椅子に座り，手にはハンドバッグと袋を持っていた。そこへ声をかける。		統合失調症の症状として，妄想が見られる。昨日の振り返りをもとに，今日，適切な応答ができているか判断したいと思ったため。	
患者の言動	私が感じたこと考えたこと	私の言動	分析・考察
①ドアの近くの椅子に座って何かを待っているようす。	②何て声をかけよう。返事くれるかしら。	③Uさんに近づき，前にしゃがみ，笑顔で「おはようございます」	③妄想には直接触れず，まず，あいさつをしてからコミュニケーションをとる。
④笑顔で「おはよう」	⑤あっ，あいさつしてくれた。うれしい。	⑥「今日は，おカバン持たれて，どうされたのですか」と，カバンを指さす。	⑥Uさん自身に現実を確認することで現実検討能力をはかろうとしている。
⑦「あっ，今日は家に帰ろうと思って……迎えを待っているんや」 Q1.この言葉の背景にあるものはなんでしょうか？	⑧そうそう，妄想のつらさ，苦しさに焦点をあて，うまく現実の世界にもっていきたいな。 Q2.悲しそうな表情をしたのはなぜでしょう？	⑨「そうなんですか。今日，家に帰られる予定なんですね。今日は私，Uさんといろいろお話ししたいと思っていたんですけど」少し，悲しそうな表情で。	⑨Uさんのつらさや苦しさを受け止め，共感することから始め，私がUさんに興味をもっていることを伝えている。

⑩「お話ししようか」と,椅子から立とうとする。		Q3. Uさんにとっての現実世界とは？	⑪現実の世界に戻ってこようとしている。
再構成の理由に対する考察			アドバイス
妄想についてそのつらさや苦しさに焦点をあて,傾聴・受容したことで,Uさんは安心感を得ることができ,病的世界から現実の世界に戻ってくることができている。しかし,どのようなときに妄想状態になるのか,そのパターンは見いだせていない。妄想が生じる前のパターンを見いだし,タイムリーにかかわることが必要である。			1日目の振り返りを今日に活かすことができています。3つ質問しています。そのことについて考えてみてください。

モモエ師長のワンポイントアドバイス

初日の振り返りを活かし,③ではUさんから認識されるようにUさんの視野の範囲で,笑顔であいさつをしていますね。そして,⑥ではいまの状況での現実検討能力をはかろうとしています。⑨では,Uさんのつらさや苦しさを受けとめたうえで,学生さんがUさんと話したいという意思を伝えていますね。これは,Uさんとのコミュニケーションが成立した効果的な場面です。
前日の実習指導者の助言を受けて,妄想状態にある患者さんとのコミュニケーションについて学習しプロセスレコードを書いて,翌日はどのようにかかわるのか,具体的課題を明確にしていたことがよかったのですね。
ちなみに,実習指導者がプロセスレコードに3つの質問を書き込んでいますね。これは患者理解を深めるための大切な問いかけだと思います。

実習指導者からの質問を受けて私が考えたこと

　私はプロセスレコードで2日目のかかわりを振り返り,また,実習指導者からの問いかけを受けて,あらためてUさんの妄想の背後にある思いや,Uさんへのかかわりに関する課題について次のように考えた。

A1：Uさんは,若い時期に統合失調症を発症し,入退院

をくり返したことから，結婚することもなく，子どももいない。家族といえば，母親だけであるが，その母親も亡くなっていることは知らされている。しかし，さびしさや孤独が母親の存在を妄想させ，そして，その母親の待つ家に帰りたいと思っている。そして，閉鎖された空間がより一層，その思いを助長させている。

A2：非言語的コミュニケーションである表情によって，自分の気持ちを視覚的に伝えることで，一層私の気持ちがUさんに伝えられると考えたからだ。そのため⑩のような発言が得られたのだと考える。

A3：Uさんにとっての現実とは，母親もいない，家もないということである。しかし，Uさんには理解してもらわなければならない事実である。

今後の課題として，妄想状態にならざるを得ないUさんの気持ちを共感，受容することが重要であると考える。また，言語だけでなく非言語的コミュニケーションの方法を活用することが大切であると考えた。

実習3日目のかかわり

実習2日目のかかわりを振り返り，Uさんの気持ちに共感，受容することを課題として意識しながら，Uさんとかかわりをもった。

場面と意図		再構成の理由	
朝，病棟へ行くと，ドアの横の椅子に座り，手にはハンドバックと袋を持っていた。そこへ声をかける。		昨日の振り返りをもとに，適切な応答ができているか判断したいと思ったため。	
患者の言動	私が感じたこと考えたこと	私の言動	分析・考察
①ドアの近くの椅子に座って何かを待っている様子。	②なんて，さびしそう。なんとか，そのさびしさを受けとめたい。	③Uさんの背中をさすりながら「Uさん，さびしいのですね」と声をかけた。	③私自身の中にUさんのさびしさが込み上げてきた。思わずかけた言葉であった。
④「うん……」無表情	⑤やっぱり，さびしかったんだ。	⑥背中をさすり続ける。	⑥胸が一杯で，言葉がでなかった。現実に戻ってこようとしている。
⑦「あっち，行こか」穏やかな表情			⑦私の思いが伝わったのか，Uさんのほうから発言があった。

その後……

Uさんはその後，実習期間中にドアの近くに座ることはなくなった。時々，妄想状態になることはあったが，現実の世界で私とともにレクリエーションなどを通して楽しみ，笑顔も見られるようになった。

私は妄想の背景にあったUさんのさびしさ（真のニード）を共感，受容し，そのうえで声かけを行った。そのことでUさん自身が自己のニードに気づき，そのニードを現実の世界で充足させようと試みはじめた。ペプロウの人間関係論のうち，発達課題の2段階目である「同一化」の段階に発達したと考えられる。

モモエ師長のワンポイントアドバイス

初日の実習指導者の助言を受けて，妄想状態にある患者さんとのかかわりについて，基本に戻って学習しましたね。そして，2日目には同じく実習指導者からの質問という助言を受けて，その質問に答えるかたちで患者理解を深めることができていました。患者理解が深まったことで，患者さんとの相互理解も深まり，患者さんの変化を導くことができました。

学生さんの中にはプロセスレコードが苦手という人は多いと思います。しかし，プロセスレコードを用いることで自己のコミュニケーションの課題を明確にして，患者さんとのコミュニケーションに臨むと，患者さんとの間で面白いほどに相互理解が深まります。すると，どんどんプロセスレコードを書きたくなるような場面がでてくるのです。まずは，プロセスレコードを書いてみましょう！ そして，実習指導者に助言をもらいましょう！ 患者さんとの関係がより開かれたものになることを保障します。

モモエ師長のワンポイントメモ

プロセスレコードを書くことが不安な学生さんはp.38「プロセスレコード」を参考にしてみましょう。

【番外編】長期にわたるかかわりがもたらす信頼関係を学ぶ

> Vさんは30代の女性。現在は両親と3人暮らし。家事全般は同居する母が行っているが，調子のよい時には自身ですることもある。常に大きなマスクと雨がっぱ（室内でも）を着用している。また，自室の床一面には枯草（ドクダミ）が敷き詰められている。いままでの経過は，10代後半の大学在学中に統合失調症を発症して以降，症状悪化の度に強制入院をくり返してきた。しかし，納得のいかないまま強引に医療を受けさせられ苦痛だったという意識から，強い医療不信や人間不信に陥っている。最近は，精神科への通院加療はせず，服薬もしていない。
> しかし，病気に対する認識がもちにくいことで治療への理解を得ることが難しく，抵抗感も強いために家族ではどうすることもできない状況が続いていた。母親が困り果て保健福祉センターへ相談したことを契機に，精神科往診および精神科訪問看護導入の支援が開始されることになった。

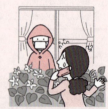

訪問を始めたころ

　経過および初回訪問時の状況から，1人の看護師が継続して訪問をするほうが良いと考えた。それでも，看護師が訪問してもなかなかドアを開けなかったり，対面できても「帰れ！　来ないでください！」と怒鳴り走って逃げてしまったりという状況が1年以上続いた。ただし，時々大声を出すことはあっても近隣住民からの苦情や迷惑行為はなく過ごしていたため，家族も焦る様子はなく看護師のゆっくりと時間をかけた支援を理解していた。

学生のギモン
何もできない状況が1年以上続いているのに，なぜ看護師は継続して訪問するのですか？

モモエ師長のワンポイントアドバイス
医療や人への強い不信感は，これまでの強制入院での経験はもちろん，病状（脅かされるのではないか，何かされるのではないかなど）に関連したものと思われます。そのような患者さんに対して，支援者のペースでかかわろうとすることは非常に侵襲性が高く，病状悪化や不信感をより強固にしてしまいかねません。それを踏まえて，展開を急ぐことなく「いつかVさんと関係性が築けたら」と気長にじっくりと支援に臨む看護師の姿勢は重要ですね。

転機の到来

訪問開始から2年ほど経ったある時，看護師がホームセンターへ立ち寄った際，椎茸の原木が売られているのを見て「これだ！」とひらめいた。家族の許可をもらい椎茸の原木をVさんの部屋から見える場所へ設置した。その後しばらくしたある日，看護師からVさんに「椎茸の原木が置いてありますね」と話しかけると，Vさんの表情が緩み「あの場所は日当たりが良すぎるしだめよね。家の小屋の裏がいいと思うの。あなた，置き直しなさいよ，あなたが置いたんでしょ？」。との返事があった。訪問開始から2年間で初めてVさんとやりとりができた。それからVさんが勧めた場所へ椎茸の原木を移動させた。

学生のギモン

なぜ,椎茸の原木を見てこれだと思い,Vさんから見えるところに置いたのですか? そもそも,椎茸の原木を買ってきて置くことが看護とどういう関係があるのですか?

モモエ師長のワンポイントアドバイス

患者の強みに働きかけるかかわり,関係性構築に繋げようとする視点は,在宅支援の中でもとても大切になってきます。この場合,Vさんの大学での専攻や,母親からの情報から,Vさんは自然や植物が大好きであることがわかっていました。昔から山菜採りや魚釣りが好きでよく行っていたことや,最近も調子が良い時には,母親の趣味である家庭菜園を手伝っているそうです。このようなVさんの現在の状況を踏まえ,放っておいても椎茸が生えてくる椎茸の原木は最適であると思いついたのです。学生は,疾患やそれに関連する症状に意識が向きがちですが,看護をするためには,その人がもつ健康的側面を知っておき,それを活かせる機会を見つけることが大切なのですよ。

緩やかな変化

それ以後も,調子の良くない時には逃げてしまったり,怒鳴られたりすることもあったが,少しずつ自宅内で会話を重ねることができてきた。加えてVさんが好きなアーティストのCDを流してくれたり,静かに鑑賞する時間をもつことができるようにもなった。そのような時間の積み重ねの中で,看護師はVさんの不信感は徐々に和らいできている感覚をもった。

学生のギモン
訪問して，一緒に音楽を聴くだけが看護なのですか？

モモエ師長のワンポイントアドバイス
病状が不安定な患者さんは，些細な事柄や出来事に対して非常に慎重になったり，恐れを抱いたりすることも少なくないものです。このような状況は，さらに不安を高め，被害妄想などに発展することもあります。Vさんは自分を守る空間（家）の中に看護師を招き入れ，また自分の好きな物を用いて一緒に時間を共有することができるようになっています。これはVさんが看護師の存在を，自分を脅かす存在ではないと認識したからこそではないでしょうか。長いかかわりの中で信頼感，また安心感が芽生えてきたからであり，それは，一緒に時間を過ごしてきた看護師の行った看護の成果なのです。

実りの秋

　季節は秋，訪問前いつものように椎茸の原木を確認すると，3本の椎茸が生えている。看護師はとてもうれしくなり，Vさんの部屋を訪ね「椎茸が出てます！」と大きめの声で呼びかけた。Vさんからは，「うるさいわね，生えているんなら採ってきなさいよ。ストーブで焼いてあげるわよ」という言葉が返ってきた。大切に収穫しVさんへ渡すと，「ちょうどいい大きさね」と，椎茸を手で割き石油ストーブの上で焼き始めた。焼きあがったので一緒に一口かじると，Vさんは「おいしいわねえ」ととても良い表情で話した。椎茸を通して穏やかな時間を共有することができた。

学生のギモン
椎茸を一緒に食べればいいのですか？

モモエ師長のワンポイントアドバイス
半年間椎茸を一緒に育ててきたプロセスやそれを一緒に食べるという時間の共有に，Vさんのストレングスが上手く取り入れられていたことが大事なのです。単に何かを一緒にすればよいというわけではないですよ。

その後の変化

　その後の訪問では，ほぼ毎回Vさんと対面できるようになり，拒否的な反応もなくなっていった。Vさんはいままでは服薬はしていなかったが，このタイミングで主治医から服薬を勧めてみると，支援開始時に見えた強い抵抗感が嘘のようになく，すんなりと服薬を開始した。服薬開始後は，より精神状態は安定し，会話のキャッチボールもスムーズになり自然な笑顔も見られるようになった。現在は，日常生活は自立し簡単な仕事も初めて社会復帰されている。

学生のギモン
服薬をすることで症状が安定するのなら，なぜ3年近くも服薬を待ったのですか？　もっと早くに強制的にでも投薬すればよかったのではないですか？

モモエ師長のワンポイントアドバイス

Ｖさんの経過を見れば明らかなように，強制的な医療は不信感を生むだけで，治療にはつながりません。今回も薬で治ったわけではありません。信頼感と安心感で繋がった支援者からの言葉は，疾患や症状を超えて患者の心に届くものです。信頼できない人からの言葉や投薬を受け入れられないのは誰でも同じではないでしょうか。この事例を通して信頼感がどれほど重要なものかがわかってもらえましたか？

3

<資料>
精神科看護の基礎知識を知ることで実習をより豊かに！

- 精神科医療で見られる症状の解説
- 精神保健医療福祉に関する用語とその根拠となる法律・制度
- 地域生活支援の仕組み
- よく使われるカルテ用語
- 実習に臨むにあたり知っておきたい向精神薬

精神科医療で見られる症状の解説

妄想

1. 真正妄想

真正妄想（一次妄想：**表1**）は突然不合理な考えが起こり，それを直感的事実として確信する。訂正不能で独断的な意味づけをして関連づけ，意味や関連性を了解心理学的に後づけできない。

2. 妄想様観念

妄想様観念（二次妄想）は性格，異常体験，ほかのさまざまな因子が絡みあって形成される。心理学的に了解が可能。感情，欲求，願望，恐れなどや，一時的な感情状態にある躁状態やうつ状態での妄想，意識変容時の幻覚や錯覚によるものなどがある。身体疾患があり随伴的，派生的に起こった明らかな妄想もある。

異常体験では，幻聴を説明するために隣家に発信器があり放送していると考えたり，天井や壁や床に盗聴器が埋め込まれていると考えたりすることを二次妄想という。

感情変調による二次妄想の躁状態に見られる誇大妄想は爽快気分と自我感情高揚から，うつ状態の罪業・貧困・心気妄想は抑うつ気分や自我感情低下から了解が可能。

表1 一次妄想

妄想気分	周囲がなんとなく変化したと異変を感じ，周囲で起こる出来事に特別な意味があり，それを不気味に思い，大きな事件が起こりそうだと不安を感じてしまう状態。地球が爆発するような感じや世界が滅亡する感じ（世界没落体験）がするなどの訴えがある。
妄想着想	原因や動機もなく突然，「自分は追跡されている」「自分は高貴な生まれの者だ」などといった考え（着想）が頭に浮かんできて，確信される場合をいう。こうした確信が生じたことを心理学的に後づけすることができない（説明できない）。
妄想知覚	単なる妄想着想だけでなく知覚がある場合，突然に了解不可能な特別な意味づけがされ，強く確信されるもの。たとえば，鳥が鳴いた声を聞き，なんの根拠もなく「これは母親が死んだことを知らせている」と確信するような場合をいう。

3．妄想内容

妄想は内容によって被害妄想，微小妄想，誇大妄想に分けられる。

❶被害妄想

他人から自分が被害を加えられるといった内容の妄想を広義の被害妄想という（**表2**）。

表2 被害妄想

関係妄想	自分にはまったく関係がない出来事を自分に関係づけて考え，他人が咳払いをしたことを自分に対しての当てつけだと考えてしまう，など。
迫害妄想	「暴力団が自分を殺そうと狙っている」というような，自分が直接迫害を受けるという内容の妄想。

追跡妄想	「見張られている」「尾行されている」と，さまざまな妨害を受けていると思い込んでしまう病的体験。被害妄想とほぼ同義語。身の回りの出来事を被害的に自分自身に関連づける被害関係妄想の1つ。「後をつけられる」「追われている」といった内容が特徴的で，「街を歩くといつも変装した誰かがずっと後をつけてくる」「うまく逃げたのに先回りされていて，振り切れないのが不思議で仕方ない」などと訴える。対象となるのは，知りあい，同僚，身近な人，警察，政府などの組織の人が多い。
注察妄想	自分が他人に注視されていると考える妄想。ふつう，制服を着用したり特別な服装をしたりした場合，他人に注目されている感じがするが，これをウェストファールは「制服の感じ」と呼んだ。注察妄想はこの感じが強く確信されて被害的感情を伴う。
被毒妄想	飲み物や食べ物に毒を入れられているといった確信的な思考や，毒殺されるのではないかという観念に支配される妄想。
嫉妬妄想	自分の配偶者や恋人がほかの異性と浮気をしているという妄想で，男女関係のなかで表面化した被害妄想。慢性アルコール依存症患者に多く見られる。
物理的被害妄想 （物理的被影響妄想）	電波を身体にかけられる，電波で自分が操られるという物理的な手段により，自分に害が加えられているといった妄想。
憑依妄想 （つきもの妄想）	自分自身に神霊（神・仏・死者の霊など），人間，動物（キツネ・イヌ・ヘビなどが多い）が身体や心にとりつき，乗り移っているという妄想。この憑きものによって自分自身が虐められたり操られたりする被害的，非影響的内容が多く見られる。
好訴妄想	実際に自分が受けた比較的些細な法律上の不利益をきっかけにして，自分の権利が侵害されて相手から被害を受けていると執拗に自己の権利を主張する。また，周囲の反論や忠告にはまったく耳をかさずどこまでも裁判に訴えるが，しだいに周囲の関係者に対しても被害妄想を広げていく。

❷微小妄想

　微小妄想は自分自身に対する過小評価を内容とした妄想である。うつ状態の抑うつ気分，自我感情低下が背景にある（表3）。

表3　微小妄想

貧困妄想	自分が事業に失敗して全ての財産を失う，貧乏で路頭に迷うという強い思いのある妄想。
罪業妄想	自分が道徳に反して他人に迷惑をかけてしまう罪深い人間であるという妄想で，欧米などのキリスト教文化圏では，神に対する罪悪感が強く生じるといわれている。
心気妄想	自分自身が治癒の見込みがない重い病気になってしまった，といった自分の身体障害についての妄想。
虚無妄想（否定妄想）	この世の中には生きる価値がない，一切が虚しく感じるというような，一切の価値を否定する妄想。
永遠妄想	自分は未来永劫の苦しみの中に置かれ，永久に死ぬことすらできないという妄想で，不死妄想ともいう。

　重症の初老期うつ病や老年期精神病に見られる体系的虚無妄想（否定妄想）にコタール症候群がある。強い抑うつ感を背景にして，心気的な訴えや自分の身体が存在しない，内臓がなくなったなどの非存在妄想や臓器否定妄想を抱く。そして，自分はもはや死ぬこともできず，この苦しみは永遠に続くといった恐怖感を伴った不死妄想をもつようになる。

❸誇大妄想

　自分自身に対する過大評価を内容とする妄想。自分は世界でもっとも優秀で能力が高く，大金持ちでなんでもできる（万能感），高貴な家柄の出身で皇室の親戚筋である，有名人が自分に好意をもち，言い寄ってきて困るなど，自己の能力，経済力，血統などについて過大に評価して確信する。誇大妄想には，発明妄想，血統妄想，宗教妄想，恋愛妄想などの内容のものがある。

　躁状態での爽快気分，自我感情の高揚など了解可能なものや，統合失調症に見られる荒唐無稽な了解不可能なものがある。

興奮

①心因性興奮は一般的に使われている「興奮」という言葉と同じく,怒りや不安などから落ち着きを失い,激しい口調や態度であらわされる。

②躁状態では尊大な態度や自負心,自信過剰で誇大的なうわついたようすが感じられる。

③統合失調症の緊張病性興奮は,無意味で目的がなく,不可解で不自然な印象を与える。

④てんかんでは,独特で突発的に起こる激しい怒りがなかなか静まらず,執拗な訴えが見られる。

⑤薬物やアルコール依存などで意識混濁がある場合,まとまらない感じがすることや,興奮が激しければ激しいほど後に健忘が認められる特徴がある。

認知症

一度獲得された正常な知的機能が,後天的な脳の器質的障害によって低下することで,日常生活が困難になった状態をいう。

知的機能は,記銘力,記憶力,思考力を中心とした見当識や理解力,判断力,計算力,学習力などの高次脳機能をいうが,認知症ではこれらの機能が低下し日常生活行動ができなくなる。

記憶は短期記憶と長期記憶に分けられ,長期記憶は意味記憶とエピソード記憶に分けられる。短期記憶は,ちょっと前の出来事を覚える力であり,一般記憶は簡易長谷川式スケールで計ることができる。このうち認知症では短期記憶が障害され,つぎに一般記憶が障害される。

しかし,エピソード記憶(生きてきた中でのエピソードや思い出など)はかなり症状が進行しても残る。

認知症には主としてアルツハイマー型認知症,脳血管性認知症(多発梗塞性認知症)があり,そのほかにピック病,ハンチントン病,慢性アルコール中毒などがある**(表4)**。

認知症には中核症状と周辺症状がある**(表5, 6)**。中核症状は,必ず認められる認知機能障害で,脳の器質的障害によって引き起こされる。これは診断時に重症度を判定する目安になる。

周辺症状は,身体状況や環境により,中核症状から二次的に出現するさまざまな精神症状や行動異常であり,随伴症状,行動異常,BPSDとよばれることもある。

表4 主な認知症

アルツハイマー型認知症	進行性の認知症であり,記憶障害,失見当識が見られる。落ち着きなく徘徊したり単調な反復運動をする。
脳血管性認知症(多発梗塞性認知症)	中核症状は認知症と性格変化。記銘力や計算力が障害されるものの,判断力は意外に保たれるため,「まだら認知症」ともいわれる。
ピック病	性格変化と人格変化が見られる。無抑制,軽率行動,ひょうきんな振る舞い,反社会的行為などを主症状とする。
ハンチントン病	顔面と上肢の緩慢で持続的な不随意運動,認知症が主な症状。抑うつ状態,妄想を伴うことも多い。
慢性アルコール中毒	長期間の飲酒によって生じる慢性の脳器質障害。知能低下,高等感情鈍麻,人格変化などが見られる。

表5 中核症状

中核症状	症状の内容
記憶障害	数分前の出来事が思い出せない、何度も同じことを聞く、新しいことを覚えられないなど。
見当識障害	午前か午後かわからない、日にちがわからない、居場所がわからない、など。
判断力の障害	季節や気候に合った服が着れない、食事の準備、金銭管理、交通機関の利用、社会活動に参加できない、など。
問題解決能力の障害	
実行機能の障害	
失行・失認・失語・構成障害などの高次脳機能障害	衣服を正しく着ることができないなどの着衣失行、描画、積み木、肢位模倣などの空間的形態が認識できないなどの視空間認知の障害、相手の質問や会話の内容が理解できない言語理解の障害などがある。

表6 周辺症状

周辺症状	症状の内容
妄想	「お金を嫁に盗られた」という物盗られ妄想、「自分はいなくなったほうがよい」と思い抑うつ状態になる罪業妄想、「みんなが悪口を言っている」という被害妄想、「自分の噂話をしている」という関係妄想、「大変な重病を罹っている」という心気妄想、「内臓が溶けてなくなってしまった」などと話すコタール症候群、「先祖は皇族」という血統妄想・誇大妄想、「誰かが家にいる」という「幻の同居人幻覚」などが見られる。
昼夜逆転	睡眠リズムの変調で覚醒リズムが不調。
夕暮れ症候群	午後から日没にかけて徘徊や興奮、攻撃、叫び声、不穏な行動など。
睡眠障害	睡眠覚醒リズムに変調をきたし、日中の居眠り、夜間の覚醒が頻繁に見られる。
せん妄	急激に発症する。数時間から数日の経過で、症状は日によって大きく異なることがある。焦燥感や不安感が生じ、注意散漫、同じ話のくり返し、まとまりのない話などが見られる。夜間せん妄は、夜中になると起きだしてゴミ箱に話しかけたり、見当識が失われおかしなことを言い出すが、翌日には覚えていない。

徘徊 多動 落ち着きのなさ	アルツハイマー型認知症に多く見られる。見当識障害，記憶障害によるものには住んでいる場所がわからなくなり徘徊する，物を置いた場所がわからなくなり探すために徘徊する。認知障害では思考や判断力，実行機能障害があり不安そうに徘徊するなど。
食行動の異常 過食・異食	過食は一度に大量の食べ物をとる，絶えず食べようとする，多食と頻食をするなど。盗食は他人の物を盗んで食べる。異食は食べ物でないもの（便や土）を食べる。不食は少量しか食べないか，食べたり食べなかったりする。拒食は食べまいとするなど。
不潔行為	便を弄ぶ弄便行為。また，トイレの場所がわからずうろうろしているうちに間に合わなくなり放尿したり，ほかの場所をトイレと思い込んで放尿する，など。
抑うつ	高齢者の精神症状でもっとも多いのが抑うつ気分。エピソード記憶の障害によって自分の行動を忘れてしまい，自責の念にかられて自信をなくし，それがきっかけとなって活動性が低下する。気分が憂うつになり，沈んでしまうなど。
常同性 強迫性 仮性作業	まとまりがなく意味のない悪戯にも見える動作で，認知症が重度になるほど動作は単純になる。行動を起こすのも止めるのも前頭葉の働きであるが，前頭葉症状であるため注意しても効果がない。
攻撃的行動 コミュニケーション障害	失敗を指摘されたことに対する不満や，行動を制止すること，型にはめようとすることに対して不満が爆発するケースが多い。
無気力 無関心 意欲の低下	判断力の低下が無気力を起こし，意欲の低下を招く場合が多い。放っておくともっているほかの能力も失われることになる。

幻覚

幻覚の種類は**表7**のとおり。また**表8**には思考過程（思路）の異常の種類もあげる。

表7 幻覚の種類

幻覚	症状の内容
真性幻覚	完全に知覚の性質をもつ幻覚で，外部の空間に影響を受け，強い実体性をもっており，客観性，実在感がある。
偽幻覚	多少とも表象に近い性質をもつ幻覚であり，内部の主観的な空間に位置し，画像性をもっていて客観性や実在性の確信が少ない。
錯覚	現実に存在する感覚素材を間違って知覚するもの。
幻視	要素性と複合性のものがある。一般的には意識障害に伴って起こることが多いが，幻覚薬による急性中毒時やせん妄，もうろう状態などでも見られる。 要素性とは光や色彩などの幻覚で，複合性とは図形や模様，動物や人の顔や姿，風景と自分自身，事件現場などの複雑な幻覚のことをいう。
幻聴	要素幻聴（単純な物音など）と複合性幻聴（人の声，幻声）などの言語性幻聴が主で，音楽のメロディが聞こえる音楽性幻聴もある。幻聴には悪口，批評，干渉，命令などの被害的内容が多いが，ほめ言葉，冗談，卑わいな言葉，神の言葉などもある。 統合失調症では複数の声が患者のことを三人称で噂しあっているのが聞こえる「話しかけと応答の形の幻聴」と呼ばれるものが見られ，シュナイダーの1級症状の1つとして診断において重要である。
幻触	触覚の幻覚で，皮膚の表面を虫が這うような感じや，電気をかけられたようにビリビリと感じたりする。入眠時幻覚などの意識障害を伴う幻覚としても出現しやすい。
幻嗅	ガスの臭い，大便の臭い，腐敗した臭いなど臭いの幻覚をいう。
幻味	食べ物に変な味がするという味覚の幻覚。被害妄想に関連して出現しやすい。
体感幻覚	体感の幻覚。ふつう体感は意識にのぼらないものだが，脳が腐って流れ出る，頭の中がからっぽになった，腸が腐っている，血管の中に虫が入っているなどという。奇異で奇妙な内容の体感幻覚は統合失調症や器質性精神病に見られる。
思考化声 （考想化声）	二重思考は，思考するときに頭の中に浮かんだ自分の考え（観念）が言葉になって聞こえてくる。

現実感消失 知覚の疎遠化	外界の知覚対象に現実感や親近感がなくなり、生き生きと感じることができず、ヴェールを通して見ているような感じになる。自身についての疎遠感を離人感といい、自分が自分でない感じ、自分が生きていなくてロボットになったような感じ、自己が存在しない感じと表現される。自我の能動性の意識の障害である。

表8 思考過程(思路)の異常

思考過程(思路)の異常	症状の内容
観念奔逸	つぎつぎに観念が沸き起こり、そのときの思いつきや偶然の出来事などに影響を受けて、思考の方向が左右されて最初の目標から離れて行き、思考全体がまとまらなくなる。
思考制止 (思考抑制)	思考奔逸の反対で、観念が思うように浮かばずに、判断力も低下する。思考がうまく進行しない状態でうつ状態に見られる。
滅裂思考	思考の進行にあたり、思考を構成する観念の間に論理的な連関がなく、まとまりに欠けるものである。軽いものは連合弛緩といい、話は大体わかるがまとまりが悪い。重症の場合は意味がまったく通じずに、極端な場合は無関係な言葉の羅列になってしまう。これを「言葉のサラダ」という。
思考散乱	滅裂思考に近く意識障害を伴い、症状精神病に見られる。
思考途絶	思考の進行が急に中断されて思考が停止する。幻覚やさせられ体験により、考えが止められる。
保続	同じ観念がくり返しあらわれ、切り換えができずに思考の進行が妨げられる状態。
迂遠	思考の目標は見失われないが、1つ1つの観念にこだわり、詳細に説明するため回りくどい。話の要領が悪く、長くまとまりに欠ける。
思考吹入 (考想吹入)	他者に考えを吹き込まれると思うこと。
思考奪取 (考想奪取)	他者に考えを抜き取られると思うこと。
思考干渉	自分の考えが他者に操られると思うもので、させられ体験(作為体験)として意志の障害として総括される。
思考伝播 (考想伝播)	自我境界の障害として、自分の考えが他者に伝播すると思うこと。
思考察知 (考想察知)	自分の考えが他者に見抜かれてしまうと思うこと。

セルフ・モニタリング

　セルフ・モニタリングとは自己の振る舞いが社会的に適切かどうかを，状況や他者の行動にもとづき観察し，自己の行動をモニタリングすることをいう。

　スナイダーは，ジェームズの社会的自己，ゴフマンの自己呈示に関する考え方を背景にして，自己呈示や自己の表出表現方法が社会的に適切か，状況や他者の行動にもとづき観察して，自己をモニターすることをセルフ・モニタリングと定義した。モニタリングには個人差が大きく，測定するためにセルフ・モニタリング尺度がある。

　セルフ・モニタリングの高い人は，状況における自己呈示の仕方や，他者が示す手がかりに敏感であり，自己のようすをモニターしながら行動を行うことができる。一方，セルフ・モニタリングの低い人は，状況にかかわらず内的に一貫した行動を重視するため，他者の行動や状況における適切さへの関心も低い。人の「内面的な現実」と「外見的装い」の落差が生み出す個人差である，といわれる。

引用・参考文献

1）大熊輝夫：現代臨床精神医学　改訂第6版．金原出版，1995.
2）坂田三允：症状別にみる精神科の看護ケア．中央法規出版，2007.
3）精神保健看護辞典編集委員会編：精神保健看護辞典．オーム社，2010.
4）加藤正明，保崎秀夫監：精神科ポケット辞典 新訂版．弘文堂，2008.

精神保健医療福祉に関する用語とその根拠となる法律・制度

精神科特例〈の廃止〉

(改正医療法)

病院の法定人員の基準の原則は医療法で,人員の細かな数は医療法施行規則で規定されている。精神科では厚生事務次官通達(昭和33年10月2日厚生省発医132号都道府県知事宛)で,医師は一般病床の3分の1,看護職員は3分の2(6:1)と規定され精神科の配置基準は低くてよいとされていた(精神科特例)。

2000年の医療法改正で撤廃されたが,看護職員は一般科の3:1に比べ4:1と低い基準になっている(内科などを有する100床以上の病院,大学附属病院の精神科は3:1)。

任意入院

(精神保健及び精神障害者福祉に関する法律:以下,精神保健福祉法)

第二十条／精神科病院の管理者は,精神障害者を入院させる場合においては,本人の同意に基づいて入院が行われるように努めなければならない。

第二十一条／精神障害者が自ら入院する場合においては,精神科病院の管理者は,その入院に際し,当該精神障害者に対して第三十八条の四の規定による退院等の請求に関することその他厚生労働省令で定める事項を書面

で知らせ，当該精神障害者から自ら入院する旨を記載した書面を受けなければならない。

2で自ら入院した精神障害者（任意入院者）から退院の申出があった場合，退院させなければならないが，3で指定医による診察の結果，医療及び保護のため入院を継続する必要があると認めたときは，72時間を限り，退院させないことができるとしている。4では，精神科病院（厚生労働省令で定める基準に適合すると都道府県知事が認めるものに限る）の管理者は，緊急その他やむを得ない理由があるときは，指定医に代えて指定医以外の医師である「特定医師」に任意入院者の診察を行わせることができ，診察の結果，当該任意入院者の医療及び保護のため入院を継続する必要があると認めたときは，12時間を限り退院させないことができる。

精神保健福祉法の入院形態は6つ（①任意・②措置・③緊急措置・④医療保護Ⅰ・⑤医療保護Ⅱ・⑥応急）あるが，患者自身が選択して入院する，唯一，強制力がはたらかない入院形態である。

措置入院

（精神保健福祉法）

第二十九条で「都道府県知事は，診察の結果，診察を受けた者が精神障害者で，医療及び保護のために入院させなければその精神障害のために自身を傷つけ又は他人に害を及ぼすおそれがあると認めたときは，国等の設置した精神科病院又は指定病院に入院させることができる」。

２／都道府県知事がその者を入院させるには，指定する二人以上の指定医の診察を経て，その者が精神障害者で，医療及び保護のために入院させなければその精神障害のために自身を傷つけ又は他人に害を及ぼすおそれがあると認めることについて，各指定医の診察の結果が一致した場合でなければならない」としている。

　診察の結果が一致しない場合は，医療保護入院や任意入院が選択されることが多い。この場合は「措置非該当」と呼ばれる。自傷他害のおそれがないと判断された場合は，入院治療が行なわれないといった稀なケースもある。

緊急措置入院

（精神保健福祉法）

　第二十九条の二：都道府県知事は，前条第一項の要件に該当すると認められる精神障害者又はその疑いのある者について，急速を要し，第二十七条，第二十八条及び前条の規定による手続を採ることができない場合において，その指定する指定医をして診察をさせた結果，その者が精神障害者であり，かつ，直ちに入院させなければその精神障害のために自身を傷つけ又は他人を害するおそれが著しいと認めたときは，その者を前条第一項に規定する精神科病院又は指定病院に入院させることができる。

２／都道府県知事は，前項の措置をとったときは，すみやかに，その者につき，前条第一項の規定による入院措置をとるかどうかを決定しなければならない。

３／第一項の規定による入院の期間は，72時間を超え

ることができない。

　指定医の診察が1名だけで行なわれるケースがある。この場合，72時間を限度に入院させることができるが，72時間以内に措置入院に該当するかどうかの診察を，もう1名以上（実際は1名だが）の指定医が行なわれなければならない。そこで，自傷他害のおそれがあると判断されれば「措置入院」となる（そうでない場合は「措置入院」の項を参照のこと）。

保護者制度の廃止

　精神保健福祉法（旧法）20条では保護者の精神障がい者に治療を受けさせる義務等が規定されている。しかし今回，改正精神保健福祉法ではその規定が削除された。保護者の高齢化や家族関係の希薄化などにより，課せられた役割を期待することが難しいという状況が生じてきたことなどの検討課題がこの改正に盛り込まれた形だ。

医療保護入院の見直し

　改正精神保健福祉法33条における医療保護入院条項において，旧法では「保護者の同意」とされていたものが，「精神科病院の管理者は，次に掲げる者について，その家族等のうちいずれかの者の同意があるときは，本人の同意がなくてもその者を入院させることができる」とされた。「家族等」とは，「当該精神障害者の配偶者，親権を行う者，扶養義務者及び後見人又は保佐人をいう（第33条の2）」。ただし，次の者は除くとしている。

①行方の知れない者

②当該精神障害者に対して訴訟をしている者,又はした者並びにその配偶者及び直系血族
③家庭裁判所で免ぜられた法定代理人,保佐人又は補助人
④成年被後見人又は被保佐人
⑤未成年者

また,今回の改正では「医療保護入院者の退院による地域における生活への移行を促進するための措置」として,精神科病院の管理者に「退院後生活環境相談員を選任(第33条の4)」「地域援助事業者の紹介(努力義務:第33条の5)」「医療保護入院者退院支援委員会の開催」の義務を課している。

医療保護入院第一項

(精神保健福祉法)

第三十三条／精神科病院の管理者は,次に掲げる者について,その家族等のうちいずれかの同意があるときは,本人の同意がなくてもその者を入院させることができる。

一／指定医による診察の結果,精神障害者で,かつ,医療及び保護のため入院の必要がある者であって,当該精神障害者のために第20条の規定(任意入院)による入院が行われる状態にないと判定されたもの。

二／第三十四条第一項の規定により移送された者。

入院は任意入院が原則だが,病感や病識がない場合に治療を拒否する場合が多い。この場合,指定医が入院を必要と診断し,家族等のいずれかの者か,入院に同意し

ている場合は,「一項」入院該当となる。

医療保護入院第二・三項
(精神保健福祉法)
２／前項の「家族等」とは，当該精神障害者の配偶者，親権を行う者，扶養義務者及び後見人又は保佐人をいう。ただし，次の各号のいずれかに該当する者を除く。
一　行方の知れない者
二　当該精神障害者に対して訴訟をしている者，又はした者並びにその配偶者及び直系血族
三　家庭裁判所で免ぜられた法定代理人，保佐人又は補助人
四　成年被後見人又は被保佐人
五　未成年者
３／精神科病院の管理者は，第一項第一号に掲げる者について，その家族等（前項に規定する家族等をいう。以下同じ。）がない場合又はその家族等の全員がその意思を表示することができない場合において，その者の居住地（居住地がないか，又は明らかでないときは，その者の現在地。第四十五条第一項を除き，以下同じ）を管轄する市町村長（特別区の長を含む。以下同じ）の同意があるときは，本人の同意がなくてもその者を入院させることができる。第34条第２項の規定により移送された者について，その者の居住地を管轄する市町村長の同意があるときも，同様とする。

応急入院

(精神保健福祉法)

　第三十三条の七／厚生労働大臣の定める基準に適合するものとして都道府県知事が指定する精神科病院の管理者は，医療及び保護の依頼があった者について，急速を要し，その家族等の同意を得ることができない場合において，その者が，次に該当する者であるときは，本人の同意がなくても，72時間を限り，その者を入院させることができる。

一／指定医の診察の結果，精神障害者であり，かつ，直ちに入院させなければその者の医療及び保護を図る上で著しく支障がある者であって当該精神障害のために第二十条の規定による入院が行われる状態にないと判定されたもの。

二／第三十四条第三項の規定により移送された者。

２／前項に規定する場合において，同項に規定する精神科病院の管理者は，緊急その他やむを得ない理由があるときは，指定医に代えて特定医師に同項の医療及び保護の依頼があった者の診察を行わせることができる。この場合において，診察の結果，その者が，精神障害者であり，かつ，直ちに入院させなければその者の医療及び保護を図る上で著しく支障がある者であって当該精神障害のために第二十条の規定による入院が行われる状態にないと判定されたときは，同項の規定にかかわらず，本人の同意がなくても，12時間を限り，その者を入院させることができる。

　たとえば旅先や外国人，別居している世帯・家族，大学生で自宅から離れて生活しているなどで，保護者と連

絡がつかない場合がある。そして、本人が入院に同意しない場合、任意入院は適用されないため、保護者や扶養義務者に連絡がつくまでの間にも、治療がなされなければならない。

指定医は72時間の制限をすることができるが、指定医がおらず、特定医師が診察した場合、その制限は12時間となる。

表9 精神保健福祉法に基づく入院形態

入院形態	条	対象	要件等
任意入院	第22条の3	入院を必要とする精神障害者で、入院について、本人の同意がある者	精神保健指定医の診察は不要
措置入院／緊急措置入院	第29条／法第29条の2	入院させなければ自傷他害のおそれのある精神障害者	精神保健指定医2名の診断の結果が一致した場合に都道府県知事が措置(緊急措置入院は、急速な入院の必要性があることが条件で、指定医の診察は1名で足りるが、入院期間は72時間以内に制限される。)
医療保護入院	第33条	入院を必要とする精神障害者で、自傷他害のおそれはないが、任意入院を行う状態にない者	精神保健指定医(又は特定医師)の診察および保護者(または扶養義務者)の同意が必要(特定医師による診察の場合は12時間まで)
応急入院	33条の4	入院を必要とする精神障害者で、任意入院を行う状態になく、急速を要し、保護者の同意が得られない者	精神保健指定医(又は特定医師)の診察が必要であり、入院期間は72時間以内に制限される。(特定医師による診察の場合は12時間まで)

厚生労働省精神・障害保健課資料を基に作成

心神喪失

（医療観察法）

第一条／この法律は，心神喪失等の状態で重大な他害行為（他人に害を及ぼす行為をいう）を行った者に対し，その適切な処遇を決定するための手続等を定めることにより，継続的かつ適切な医療並びにその確保のために必要な観察及び指導を行うことによって，その病状の改善及びこれに伴う同様の行為の再発の防止を図り，もってその社会復帰を促進することを目的とする。

２／この法律による処遇に携わる者は，前項に規定する目的を踏まえ，心神喪失等の状態で重大な他害行為を行った者が円滑に社会復帰をすることができるように努めなければならない。対象行為は殺人，放火，強盗，強

コラム

医療観察法病棟

　医療観察法病棟は，国・都道府県関係で33施設（833床）があり，法律では指定入院医療機関と呼ばれる（平成31年1月現在）。

　医療観察法病棟への入院決定は，検察官の申し立てで開始され，裁判官と精神保健審判員の各1名からなる合議体で審判される。同時に鑑定を行うため，精神科病院で原則2か月間の医療観察法鑑定入院も行われる。審判の結果，医療観察法病棟に入院決定を受けた人には，手厚い専門的な医療・看護の提供が行われる。なお，医療観察法を受ける者を「対象者」といい，対象となる事件を「対象行為」という。

　治療期間は，概ね18か月を目安としている。この18か月を，急性期ステージ3か月間，回復期ステージ9か月間，社会復帰ステージ6か月間の3期に分け，ステージごとの目標にもとづき治療する。「急性期ステージ」では，対象者との信頼関係の構築，治療への動機づけの確認，病的体験や精神状態の改善，身体的回復と精神的安定を目的とし，「回復

期ステージ」では，日常生活能力の回復，病識や自己コントロール能力の獲得，病状の安定による外出の実施をする。「社会復帰期ステージ」では，社会生活能力（服薬管理・金銭管理）の回復と安定，社会復帰の計画にそったケアの実施，病状の安定による断続的な外泊を実施する。各ステージの治療目標達成のため，多職種医療チーム（MDT：Multi Disciplinary Team)で治療が行われる。MDTは，医師，看護師（2名），作業療法士，精神保健福祉士，臨床心理技術者の5職種6名からなるチームで，対象者を入院から退院まで受け持つ。また，早期に社会復帰をめざすため，入院時より社会復帰調整官を中心に地域と連携をはかり，定期的にCPA（ケア・プログラム・アプローチ）会議を開催する。会議には，対象者本人と，対象者が退院し生活する地域の支援者が参加する。

　手厚いマンパワーによる看護が特徴的である。看護師は，他の精神科病棟よりも多く，15床の病棟に24名，30床の病棟に43名が配置され，精神症状の悪化時や不穏状態時に常に付き添う常時観察を行う。看護師が全治療プログラムへ主体的に関与して，対象者が治療プログラムの学びを日常生活の場で利用できるよう援助を行う。また，セキュリティ担当看護師の配置により，対象者，職員の安全がはかられている。プライマリーナースがMDTにおける調整役（ケアコーディネーター）を担い，各ステージの目標達成のためにMDT会議を開催し，治療計画・看護計画の作成と評価を行い，早期社会復帰に向けた支援を行っている。

　ここで実習する際には，MDTでの看護師の役割や，対象者への多種多彩な治療プログラムの内容，早期社会復帰に向けた対象者に対する会議に注目してほしい。

〈引用・参考文献〉
1) 厚生労働省：心神喪失者等医療観察法
　https://www.mhlw.go.jp/stf/seisakunitsuite/bunya/hukushi_kaigo/shougaishahukushi/sinsin/index.html
2) 厚生労働省：医療観察法入院処遇ガイドライン
　https://www.mhlw.go.jp/topics/２００４/０７/dl/tp0727-1c.pdf

姦，強制わいせつ，傷害，暴行または脅迫（いずれも未遂を含む）で，対象者は①心神喪失または心身耗弱で不起訴処分になった者，②裁判で心神喪失（刑法上は無罪）または心身耗弱（刑法上は執行猶予）である。検察官が地方裁判所に申立て，「鑑定」が命ぜられる。責任能力の鑑定ではなく，法による治療の必要性の有無の鑑定である。鑑定人は精神保健判定医から選出される。

障害者総合支援法

2012年（平成24）3月に閣議決定，同年6月27日公布，2013年（平成25）4月1日施行され，「障害者自立支援法」は「障害者の日常生活及び社会生活を総合的に支援するための法律（障害者総合支援法）」としてあらためられた。その概要については以下のように示されている。

❶基本理念

法にもとづく日常生活・社会生活の支援が，共生社会を実現するため，社会参加の機会の確保および地域社会における共生，社会的障壁の除去に資するよう，総合的かつ計画的に行われることを新たに掲げる。

❷障がい者の範囲（障がい児の範囲も同様に対応）

「制度の谷間」を埋めるべく，難病などを加えた。

❸「障害支援区分」を創設

「障害程度区分」を，障害の多様な特性その他の心身の状態に応じて必要とされる標準的な支援の度合いを総合的に示す「障害支援区分」にあらためた。なお，障害支援区分の認定が知的障がい者，精神障がい者の特性に

応じて行われるよう，区分の制定にあたっては適切な配慮などを行うこととされている。

❹障がい者に対する支援

①重度訪問介護の対象拡大（重度の肢体不自由者などであって常時介護を要する障がい者として厚生労働省令で定めるものとする），②共同生活介護（ケアホーム）の共同生活援助（グループホーム）への一元化，③地域移行支援の対象拡大（地域における生活に移行するため重点的な支援を必要とする者であって厚生労働省令で定めるものを加える），④地域生活支援事業の追加（障がい者に対する理解を深めるための研修や啓発を行う事業，意思疎通支援を行う者を養成する事業など）。

❺サービス基盤の計画的整備

①障害福祉サービスなどの提供体制の確保に係る目標に関する事項および地域生活支援事業の実施に関する事項についての障害福祉計画の策定，②基本指針・障害福祉計画に関する定期的な検証と見直しを法定化，③市町村は障害福祉計画を作成するにあたって，障がい者などのニーズ把握などを行うことを努力義務化，④自立支援協議会の名称について，地域の実情に応じて定められるよう弾力化するとともに，当事者や家族の参画を明確化した。

地域生活支援事業

（障害者総合支援法）

障がい者および障がい児が，自立した日常生活または社会生活を営むことができるよう，地域の特性や利用者

の状況に応じ，柔軟な形態により事業を効果的・効率的に実施し，もって障がい者および障がい児の福祉の増進をはかるとともに，障害の有無にかかわらず国民が相互に人格と個性を尊重し安心して暮らすことのできる地域社会の実現に寄与することを目的とする。

実施主体は市町村地域生活支援事業として，市町村（指定都市，中核都市，特別区）や複数の市町村が連携し広域的に実施することもできるもの。ただし，事業の全部または一部を団体等に委託して実施することができるものとしている。また，都道府県が地域の実情を考え，市町村に代わり市町村地域生活支援事業の一部を実施することができる。

市町村地域生活支援事業は，①理解促進研修・啓発事業，②自発的活動支援事業，③相談支援事業，④成年後見制度利用支援事業，⑤成年後見制度法人後見支援事業，⑥意思疎通支援事業，⑦日常生活用具給付等事業，⑧手話奉仕員養成研修事業，⑨移動支援事業，⑩地域活動支援センター機能強化事業を必須事業とする。そのほかに，市町村の判断により，自立した日常生活または社会生活を営むために必要な事業（任意事業）および社会福祉法人，公益法人（「公益社団法人及び公益２財団法人の認定等に関する法律（平成18年法律第49号）」第２条第３項に規定する法人），特定非営利活動法人等の団体（社会福祉法人等）が行う同事業に対し補助する事業を行うことができる。また，障害支援区分等事務に要する経費を補助する。

都道府県地域生活支援事業は，①専門性の高い相談支

援事業,②専門性の高い意思疎通支援を行う者の養成研修事業,③専門性の高い意思疎通支援を行う者の派遣事業,④意思疎通支援を行う者の派遣に係る市町村相互間の連絡調整事業を必須事業とする。そのほかに,サービス提供者等のための養成研修事業や,その他都道府県の判断により,任意事業および社会福祉法人等が行う同事業に対し補助する事業を行うことができる。なお,利用者負担は実施主体の判断によるものとする。

地域生活支援の仕組み

　ここでは，居宅支援，日中の活動場所，就労支援，障害者雇用に分けて紹介する。

　精神障がい者が1人で生活するのは簡単なことではない。1人で生活するにはまず居住の確保が必要だが，保証人などの問題や家主や近隣住民の反対も多い。また，入院環境では提供されていた食事や洗濯などの家事，医療機関受診のための移動，服薬管理，近隣住民との関係構築など，必要な生活スキルは多岐にわたる。そこで，精神障がい者の地域における生活を支援するための社会資源を活用することが重要である。平成30年4月障害者総合支援法が改正され，自立生活援助が創設された。病院や施設，グループホームなどから一人暮らしを希望する精神障がい者のための一人暮らしへの移行支援，さらに一人暮らし後に自立生活援助事業所から一定期間にわたり定期巡回訪問や電話やメール相談などによる随時対応により一人暮らしが継続できるようにする支援がある。その他にも多岐にわたる支援があるため，どのような地域生活支援があるのか把握し，その患者にあった社会資源を活用することで退院後の生活をイメージすることが入院中の看護でも重要である。

居宅支援

1. 住む場所
❶精神障害者地域生活援助事業（グループホーム）

表10 地域生活支援事業

居宅支援

- 住む場所
  精神障害者地域生活援助事業（グループホーム）
  精神障害者生活訓練施設（援護寮）
  精神障害者短期入所事業（ショートステイ）
  特別養護老人ホーム（特養）　＊65歳以上

- 訪問支援
  精神科訪問看護
  精神障害者居宅介護等事業（ホームヘルプサービス）

日中の活動場所

- 通所リハビリテーションなど
  精神科デイケア（総称）
  デイケア
  ショートケア
  ナイトケア
  デイナイトケア
  地域活動支援センター

就労支援

就労移行支援事業
就労継続支援事業　雇用型（A型）／非雇用型（B型）

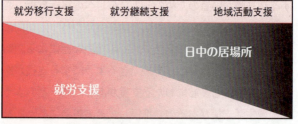

図1　「就労支援」と「日中の居場所」のバランス

　グループホームとは，障害者総合支援法で規定されている共同生活援助のことである。利用対象者は，障害支援区分1以下に該当する知的障がい者および精神障がい者（ただし，障害支援区分2以上の障がい者であっても

利用を希望する場合可能），身体障がい者である。退院後に自立した生活をするための社会復帰の第一歩の場所といえる。入居定員2人以上10人以下を1ユニットとし，世話人が食事やその他の日常生活に必要な援助を提供する。グループホームにより異なるが，入居のためにはさまざまな規則がある。例えば，通院や服薬の徹底，喫煙禁止などがある。そういった規則の中での生活が果たして本来施設から脱したといえるのかといった指摘も多くある。また制度としてもグループホームが居宅または施設であるのかの見解は地方自治体によりさまざまである。いずれにしろ，グループホームはあくまでも社会復帰を目的としており，永住するところではない。

なお障害支援区分とは，障害福祉サービスを受けるために障害者総合支援法において定められた区分である。「障害の多様な特性やその他心身の状態に応じて必要とされる標準的な支援の度合を総合的に示すもの」と定義されている。非該当と区分1～6の7段階に分かれている。数字が大きくなるにつれて必要とされる支援度が高い。

❷精神障害者生活訓練施設（援護寮）

生活能力の獲得のため，日常生活が困難な精神障がい者が暮らす場所である。定員20人以上に対し職員は，常勤の施設長1人，常勤の指導員4人以上，医師が1人である。また，利用期間は2年以内である。入居者には，生活能力の指導や訓練，さらに就労に関しての相談などを行っている。

❸精神障害者短期入所事業（ショートステイ）

　障害者総合支援法における「短期入所事業」である。障害区分認定1以上で、在宅の障害者が家族休養や家族の疾病で一時的に保護に欠ける場合、一時的に支援を受けることができる。おおむね7日間のところが多い。また、自治体により障害区分認定不要で利用できる緊急一時保護やレスパイト保護事業がある。

❹特別養護老人ホーム（特養）　但し65歳以上

　介護保険法に基づき、要介護認定された65歳以上の身体上または精神上著しい障害があるために常時の介護を必要とし、かつ居宅において介護を受けることが困難な高齢者が入所する施設サービスである。看護師は身体的ケアに加えて精神的ケアも行う。また、家族の精神的ケアも行う。地域住民との交流やレクリエーション活動も行っている。利用期間に定めはないが、精神症状が悪化すると入居困難となるケースもある。

2. 訪問支援
❶精神科訪問看護

　訪問看護は、居宅において主治医が治療の必要性を判断した要支援者・要介護者に対して行われる療養上の世話や診療の補助である。特に精神科訪問看護としては、日常生活全般に関わる技能の維持向上や疾病管理、社会参加・自己実現の支援などが重要となる。日常生活の支援としては、食事の作り方から、家族支援など日常生活全般における内容も含まれる。例えば、掃除ができていなければ看護師が単に代わりに掃除したり、ホームヘル

プサービスを手配したりするのではなく，掃除できない理由をアセスメントしともに考えながら介入していく。利用者との関係性がうまく行かなければ介入が難しいこともあり，特に初めの関係性の構築が柱といえる。通院により同様のサービスが受けられるのであれば通院が優先されるが，ケアマネジメントにて必要と判断されれば通院可否に関わらず利用できる。また，医療保険に対して介護保険が優先だが，平成26年度の診療報酬改定により精神科訪問看護指示書に基づく利用は介護保険対象の65歳以上の高齢者であっても医療保険による訪問看護利用へ変更となった（認知症に関しては介護保険利用）。また，その他のサービス利用時は介護保険も併用可能である。

❷精神障害者居宅介護等事業（ホームヘルプサービス）

　ホームヘルプサービスは障害者総合支援法による，訪問系サービスの1つであり，居宅介護（ホームヘルプ）である。精神障害者保健福祉手帳を所持または，精神障害により障害年金を受けている者が対象で障害者区分1以上であれば，ホームヘルパーが訪問し家事援助から，身体介護に至るまで支援を受けることができる。介護保険で同等のサービスが受けられれば介護保険が優先されるが，障害固有のニーズがあればその限りではない。

日中の活動場所

　厚生労働省による「平成28年生活のしづらさなどに関する調査」によると，精神障害者手帳をもつ者の日中の過ごし方の状況については「家庭内で過ごしている」

という割合が65歳未満49.8%，65歳以上45.4%であり約半数であった。また，障害者通所サービスの利用は65歳未満で26.9%であった。一方，日中の暮らし方の希望を聞くと，65歳未満では「家庭内で過ごしたい」は14.7%であり，日中の何らかの活動や就労への意欲が伺えるが，実現していないことがわかる。

1. 通所リハビリテーションなど

❶精神科デイケア（総称）

デイケアは公的機関や病院クリニックが実施している通所型のリハビリテーションである。公的機関はおおむね無料である。病院やクリニックは有料で，大規模（50～70人），小規模（30人），デイケア，ショートケア，ナイトケア，デイナイトケアで料金が変わってくるが，障害者総合支援法の自立支援医療を使用した再診料は1割負担で利用できる。

❷デイケア

精神障がい者の社会生活機能の回復を目的とし，個々の患者に応じたプログラムに従ってグループごとに治療するものであり，実施される内容の種類にかかわらず，その実施時間は患者1人につき6時間を標準とする。午前から午後にかけて開設して，昼食を含むことが多い。

❸ショートケア

精神障がい者の地域への復帰を支援するため，社会生活機能の回復を目的として個々の患者に応じたプログラムに従ってグループごとに治療するものであり，実施さ

れる内容の種類にかかわらず，その実施時間は患者1人あたり1日につき3時間を基準とする。午後（午前）のみの開設で食事を含まないことが多い。

❹ナイトケア

精神障がい者の社会生活機能の回復を目的として行うものであり，その開始時間は午後4時以降とし，実施される内容の種類にかかわらず，その実施時間は患者1人あたり1日につき4時間を標準とする。夕食を含む時間帯の開設が多い。

❺デイナイトケア

精神障がい者の社会生活機能の回復を目的として行うものであり，実施される内容の種類にかかわらず，その実施時間は患者1人あたり1日につき10時間を標準とする。昼食と夕食を含むことが多い。

❻地域活動支援センター

地域活動支援センターとは，「障害者等を通わせ，創作活動又は生産活動の機会の提供，社会との交流の促進等の便宜を供与する施設」である。実施主体は市町村であるが，実際には事業所に委託されているケースも多い。また，提供しているサービス内容も事業ごとに特徴がある。規模に応じてⅠ型，Ⅱ型，Ⅲ型に分類される。

就労支援

厚生労働省「平成29年障害者雇用の現状等」によると，精神障がい者の総数は392.4万人，うち20歳〜65歳未満で手帳所持に限定しない在宅者は203.1万人とされている。平成28年6月現在雇用されている精神

障がい者は4.2万人である。平均勤続年数（平成25年のデータ）では，身体障がい者，知的障がい者が約7～10年に対して，精神障害者は4年3か月と他の障がい者よりも短い。精神障がい者が仕事に就くことはもちろんであるが，継続して就労する支援も重要である。

❶就労移行支援事業

一般就労を希望しており適正に応じた就労が見込まれる65歳未満の者に対して，企業就労に移行するために事業所において，知識・技能の向上や作業実習などを行いながら仕事を紹介するなど，就労または就労継続できるように支援する障害福祉サービス事業である。標準利用期間は24か月以内となっており，個別支援計画に応じて支援が提供されている。

❷就労継続支援事業

就労継続支援事業は，雇用型（A型）と非雇用型（B型）に分かれている。どちらも，現状では企業就労は困難であるが，継続した就労を希望する者に対して就労の機会を提供する事業である。A型は雇用契約に基づく就労が可能であり，B型は非雇用型は雇用契約に基づく就労が困難である者が対象である。どちらでも利用期間に定めはなく，賃金も支払われる。支援内容は，就労移行支援事業内容に大きな違いはない。

ACT

ACT（アクト）とは「Assertive Community Treatment」の略で，日本語では「包括型地域生活支援

> **コラム**
> **障害者雇用促進法概要について**
>
> 「障害者の雇用義務等に基づく雇用の促進等のための措置，職業リハビリテーションの措置等を通じて，障害者の職業の安定を図ること」を目的としている。事業主に対して障害者雇用率に相当する人数の障害者の雇用を義務付けており，対象となる障害者は，身体障害者，知的障害者又は精神障害者（精神障害者保健福祉手帳の交付を受けている者に限る。）である。法定雇用率が定められており，平成30年4月現在，法定雇用率は民間企業2.3％，国・地方自治体2.5％，都道府県等の教育委員会2.4％である。平成29年障害者雇用状況集計結果をみると民間企業における雇用率が過去最高の1.97％となった。民間企業に雇用されている障害者は49万5795人となった。行政機関における平均雇用率は達成目標を満たしていたが，平成30年8月に発覚した障害者雇用水増し問題にて，中央省庁が42年間にわたり障害者雇用の水増しを行っていたことがわかった。わが国に本来の意味でのノーマライゼーションが実現する日は来るのであろうか。

プログラム」と訳されている。重い精神障害をもち頻回の入院や長期入院を余儀なくされていた人たちが，病院の外でうまく暮らしつづけていけるように，さまざまな職種の専門家からなるチームが24時間体制で生活の場に訪問することによって援助する，精神医療・福祉の包括的なサービスを提供する援助プログラムである。

1. ACTの起源

ACTは，1972年に米国のウィスコンシン州マディソン市のメンドータ州立病院入院患者研究チームが，重い精神障害をもつ人にとってリハビリテーションの入院を長期化させるよりも，治療とリハビリテーションを地域生活の場で行ったほうが効果的であるとの仮説を立て，

地域生活訓練モデルを開始したことが始まりとされている。現在では、世界的に脱施設化（入院治療から地域生活への移行）[*1]の必要条件として認識され、多くの先進諸国で展開され、効果・評価研究が進められている。

2. ACTの特徴

ACTが支援の対象とする人々は、必要な地域資源やシステムが整っている社会においても、それだけでは支えきれない「重い」精神障害をもつ人たちである。ACTを利用することが望ましい人々のニーズは、複合的で多岐にわたる。ACTの目的を実現するには、個々の利用者に対して個別的かつ集中的で柔軟なサービスを提供することが必要となる。このようなサービスを実現するために必要な枠組みは**表11**のとおりである。

3. ACTの構造

ACTプログラムは支援の枠組みと理念をもち、フィデリティ評価[*2]というジャッジメントを受け、質の維持をはかる。ACTプログラムにおいて、枠組みの維持と理念を大切にするのは、利用者自身が主人公である人生を実現するためである。したがって、スタッフは24時間365日、多面的な個人のニーズに応じた柔軟な生活支援を提供するために地域に出かけていき、**表2**のような支援を生活の場で行っている。

4. 多職種チームによる「超職種」アプローチとITT

ACTは多職種チームであるが、地域生活の現場では

表11 ACTプログラムの特徴

1	従来の精神保健・医療・福祉サービスのもとでは地域生活を続けることが困難であった，重い精神障害のある人を対象としている。
2	看護師，ソーシャルワーカー，作業療法士，職業カウンセラー，薬剤師，精神科医，臨床心理技術者，ピアスタッフなど，さまざまな職種の専門家から構成される多職種チームによってサービスが提供される。
3	集中的なサービスが提供できるように，10人程度のスタッフからなるチームの場合，100人程度に利用者数の上限を設定している。
4	担当スタッフがいないときでも質の高いサービスを提供できるように，チームのスタッフ全員で1人の利用者のケアを共有し支援していく。
5	必要な保健・医療・福祉サービスのほとんどを，チームが責任をもって直接提供することで，サービスの統合性をはかる。
6	自宅や職場など，利用者が実際に暮らしている場所でより効果の上がる相談・支援が行われるように，積極的に訪問が行われる。
7	原則としてサービスの提供に期限を定めず継続的なかかわりをしていく。
8	1日24時間・365日体制で，危機介入にも対応する。

表12 ACTで提供される支援

1	日常生活支援	9	身体的健康に関する支援
2	危機介入	10	個別の支持的療法
3	住居サービスに関する支援	11	訓練プログラムの提供
4	経済的サービスに関する支援	12	家族支援
5	入院期間中の継続支援（退院支援を含む）	13	教育支援
6	就労支援	14	社会的ネットワークの回復と維持のための支援
7	薬の処方と提供	15	権利擁護
8	病気と服薬を利用者が自己管理するための支援	16	精神作用物質使用障害（乱用・依存）に関する支援

個々のスタッフみずからが判断して動かなければならない。みずからの職域にこだわっていては援助の迅速さが

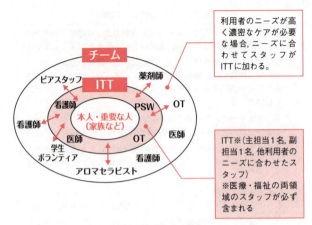

図2 ITTチームの構成

損なわれてしまう。そのため, ACTでの専門職のあり方は「超職種」と呼ばれ, 各職種の役割が決められておらず, 各職種が職域を超えた立場で利用者の目標達成に向けて協力しあい, 必要なありとあらゆる支援を現場のスタッフ自身の責任で行うことが求められる。

1人のスタッフは, 10人までの利用者についてケースマネージメントの責任をもつ。主担当は, ほかのスタッフ2～3人と組んで, その利用者の生活支援を行う。この2～3人の小さなチームをIndividual Treatment Team (ITT:個別援助チーム) といい, ACT全体のチームのなかで, 日常的なケアの提供と調整を中心となって実行する。しかし, ACTの特徴 (表11) にあるように, 利用者に対するケアはチーム全体で検討し, 共有する。利用者の精神症状が悪化してITTチームだけでは支えきれない, 支援の枠を広げるためにマンパワーが必要など,

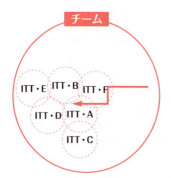

図3 ACTチームとITTの位置づけ

集中的なケアが必要なときには、ほかのACTチームのスタッフが随時ITTに入り協力する（図2, 3）。このような構造によって、小さなチームがいくつも重なりあって存在することになり、チーム全体の情報共有が密にできる仕組みとなっている。

5. 日本でのACTの展開

日本では2003年に国府台病院がモデル事業として「ACT-J」チームを立ち上げ、支援を始めたことを皮切りに、民間クリニックと訪問看護ステーション、NPO法人のチームで構成された「ACT-K（京都）」、自治体主体の「ACTおかやま」、などさまざまなチームが全国に広がり、2014年現在では、20チームを超える勢いとなっている。

日本では、ACTが展開されている諸外国のように、脱施設化の歴史は浅く、まだまだ病院主体の支援が中心となっている。しかしながら、現在の精神保健医療福祉は

地域中心へのシフトチェンジを行おうとしている。ACTが既存の地域資源と同様に，利用者の生活を支える資源の1つとして社会づくりができていければと願う。

* 1：脱施設化：1960年代後半にアメリカで始まり，病院や入所施設への収容型の非人間的な処遇を改革し，病院や施設の解体をはかり，地域への移行を促す政策のことをいう。
* 2：フィデリティ調査：エビデンスの実施度を測るもので，実地調査などにより調査される。ACTプログラムの実施の適切さを評価するために開発された。

引用・参考文献
1) NPO法人京都メンタルケアアクション：包括型地域生活支援スタートアップマニュアル—Assertive Community Treatment Start-up Manual.
2) 高木俊介：ACT-Kの挑戦—ACTがひらく精神医療・福祉の未来 Psycho Critique 5．批評社，2008.
3) 高木俊介監修：精神障がい者地域包括ケアのすすめ—ACT-Kの挑戦〈実践編〉メンタルヘルスライブラリ32．批評社，2013.
4) 西尾雅明：ACT入門—精神障害者のための包括型地域生活支援プログラム．金剛出版，2004.

よく使われるカルテ用語

分類	略語	正式名称	日本語
薬剤関連	CP	chlorpromazine	クロルプロマジン
	HP	haloperidol	ハロペリドール
	Li	lithium carbonate	炭酸リチウム
	LP	levomepromazine	レボメプロマジン
	VPA	sodium valproate	バルプロ酸ナトリウム
	SNRI	serotonin-noradrenaline reuptake inhibitor	セロトニン・ノルアドレナリン再取り込み阻害薬
	SSRI	selective serotonin reuptake inhibitor	選択的セロトニン再取り込み阻害薬
	カマグ	magnesium oxide	酸化マグネシウム
疾患関連	ATD	Alzheimer type dementia	アルツハイマー型認知症
	ADD	attention deficit disorder	注意欠陥障害
	ADHD	attention deficit hyperactivity disorder	注意欠陥多動性障害
	AN	anorexia nervosa	神経性食欲不振症，拒食症
	AS	Asperger syndrome	アスペルガー症候群
	BPD	borderline personality disorder	境界性人格障害
	BN	bulimia nervosa	神経性過食症
	BPSD	behavioral and psychological symptoms of dementia	認知症の行動・心理症状（周辺症状）
	DLB	dementia with Lewy bodies	レビー小体型認知症
	Epi	epilepsy	てんかん

疾患関連	FTLD, FTD	frontotemporal lobar degeneration, frontotemporal dementia	前頭側頭葉変性症，前頭側頭葉型認知症
	GAD	generalized anxiety disorder	全般性不安障害
	HD	hyperkinetic disorder	多動性障害
	LD	learning disorders learning disabilities	学習障害
	MDD	major depressive disorder	大うつ病性障害
	BADI	bipolar affective disorder	双極性感情障害
	MR	mental retardation	精神発達遅滞
	NPH	normal-pressure hydrocephalus	正常圧水頭症
	PD	panic disorder	パニック障害
	PD	personality disorder	パーソナリティ障害
	PD	Parkinson's disease	パーキンソン病
	PDD	pervasive developmental disorders	広汎性発達障害
	PSP	progressive supranuclear palsy	進行性核上性麻痺
	PTSD	post-traumatic stress disorder	心的外傷後ストレス障害
	S, Sch	Schizophrenie(独)／schizophrenia(英)	統合失調症
	SAD	social anxiety disorder	社会不安障害
	SAS	sleep apnea syndrome	睡眠時無呼吸症候群
	VaD	vascular dementia	脳血管性認知症
精神科治療・症状関連	CBT	cognitive behavioral therapy	認知行動療法

精神科治療・症状関連	GH／AH	Gehorshalluzination（独）／auditory hallucination（英）	幻聴
	m-ECT	modified electroconvulsive therapy	修正型電気けいれん療法
	Psy	Psychiatrie（独）／psychiatry（英）	精神科（プシコ）
	Psy	psychology	心理学（サイコロジー）
	OT	occupational therapy／occupational therapist	作業療法／作業療法士
	SST	social skills training	生活技能訓練
診断・心理検査関連	BDI	Beck Depression Inventory	ベックうつ病評価尺度（抑うつ状態を自己評価するための尺度）
	GAF	global assessment of functioning	機能の全体評価（個人の精神的健康を，健康と病気という1つの仮想的な連続体としてとらえて評価するための尺度）
	HRSD／HDRS	Hamilton Rating Scale for epression／Hamilton Depression Rating Scale	うつ病用ハミルトン評価尺度／ハミルトンうつ病評価尺度（うつ病の重症度を測定する評価尺度）
	HDS-R	Hasegawa's Dementia Scale for Revised	改訂 長谷川式簡易知能評価スケール（認知症のスクリーニングを行うための評価尺度）
	MMSE	Mini-Mental State Examination	ミニメンタルステート検査（認知症のスクリーニングを行うための評価尺度）

分類	略語	正式名称	意味
診断・心理検査関連	PANSS	Positive and Negative Syndrome Scale	陽性・陰性症状評価尺度（統合失調症の精神状態を全般的に把握するための評価尺度）
	STAI	State-Trait Anxiety Inventory	状態・特性不安尺度（対象者が自覚している不安の強度を測定するための自己評価式尺度）
	WAIS-III	Wechsler Adult Intelligence Scale-Third Edition	ウェクスラー成人知能検査（16～89歳を適用年齢とする成人用の知能検査）
一般	A	artery	動脈
	V	vein	静脈
	anamune	anamunese	病歴（聴取）・アナムネ
	adm	admission	入院（アドミッション）
	Ent／dis	Entlassen（独）／discharge（英）	退院（エントラッセン／ディスチャージ）
	apnea	apnea	無呼吸
	BD／BP	Blutdruck：ＢＤ（独）／blood pressure：ＢＰ（英）	血圧
	CP	Clinical Psychologist／Certified Clinical Psychologist	臨床心理士
	edem	edema	浮腫（エデマ）
	EKG／ECG	Elektrokardiogramm（独）／electrocardiogram（英）	心電図（エーカーゲー，イーシージー）
	enem	enema	浣腸
	DIV	drip intravenus infusion	点滴静脈注射

精神科看護の基礎知識を知ることで実習をより豊かに！

一般	EEG	electro encephalo graphy	脳波
	Essen	Essen（独）／meal（英）	食事
	Hr／uri, ur	Harn（独）／urin（英）	尿（ハルン／ユワリン）
	HT	hypertension	高血圧
	IM	intramuscular injection	筋肉（内）注射
	IV	intravenous injction	静脈（内）注射
	Kot／stool	Kot＝Stuhl（独）／stool（英）	便
	KT／BT	Korper Temperatur（独）／body temperature（英）	体温
	n.d.E／a.m	nach dem Essen（独）／after meal（英）	食後
	o.B.／n.p.	Ohne Befund（独）／not particular（英）	異常なし
	p.o.	per os	経口
	PSW	psychiatric sicial worker	精神保健福祉士
	s/o	suspicion of	疑い
	Supp	Suppositorium, suppository	座薬（坐薬），サポー
	v.d.E	vor dem Essen（独）／before meal（英）	食前
	v.d.S	vor dem Schlafen（独）	就寝前
	Wasser	Wasser（独）／water（英）	水
	X-p	X-ray photograp	単純レントゲン写真，X線写真
	z	Zelle（独）／cell（英）	保護室
	iso	isolation room	隔離室
	W	ward	病棟（ウォード）

＊これらの用語は施設によって使用のされかたが異なる可能性があります。

実習に臨むにあたり知っておきたい向精神薬

抗精神病薬

分類	一般名	製品名	剤形	最大用量など
非定型抗精神病薬	● SDAM（Serotonin-Dopamine Activity Modulator）			
	ブレクスピプラゾール	レキサルティ	錠剤	2mg
	● SDA（Serotonin-Dopamine Antagonists：セロトニン - ドパミン拮抗薬）			
	リスペリドン	リスパダール	錠剤・細粒・内用液・OD錠	12mg
	ペロスピロン	ルーラン	錠剤	48mg
	パリペリドン	インヴェガ	錠剤	12mg
	ブロナンセリン	ロナセン	錠剤・散剤	24mg
	● MARTA（multi-acting receptor targeted antipsychotics：多受容体作用用抗精神病薬）			
	オランザピン	ジプレキサ	錠剤・細粒・ザイディス錠	20mg ＊抗悪性腫瘍剤（シスプラチン等）投与に伴う消化器症状（悪心, 嘔吐）に対しては10mg
	クエチアピン	セロクエル	錠剤・細粒	750mg
	アセナピン	シクレスト	錠剤（舌下錠）	20mg（1回10mgを1日2回まで）
	クロザピン	クロザリル	錠剤	600mg
	● DSS（Dopamine System Stabilizer：ドパミンシステムスタビライザー）			
	アリピプラゾール	エビリファイ	錠剤・散剤・内用液・OD錠	30mg（うつ病・うつ状態に対しては15mg）

非定型抗精神病薬（持効型＊1）	リスペリドン	リスパダールコンスタ	持効性懸濁注射剤	50mg（1回量）
	パリペリドン	ゼプリオン	持効性懸濁注射液	150mg（初回：増量は1回あたり50mg）
	アリピプラゾール	エビリファイ	持続性注射剤	400mg（1回：4週に1回）
定型抗精神病薬	●フェノチアジン系			
	クロルプロマジン	コントミンほか	錠剤・注射剤	錠剤450mg・注射剤50mg
	レボメプロマジン	ヒルナミンほか	錠剤・散剤・細粒剤	200mg
	ペルフェナジン	ピーゼットシーほか	錠剤・散剤・注射剤	錠剤48mg・注射剤5mg
	フルフェナジン	フルメジンほか	錠剤・散剤	10mg
	プロクロルペラジン	ノバミン	錠剤・注射液	錠剤45mg・注射液5mg
	プロペリシアジン	ニューレプチル	錠剤・細粒・内服液	60mg
	●ベンザミド系			
	スルピリド	ドグマチールほか	硬カプセル剤，フィルムコーティング錠・細粒剤	統合失調症1200m・うつ病／うつ状態600mg
	スルトプリド	バルネチールほか	錠剤・細粒剤	1800mg
	ネモナプリド	エミレース	錠剤	60mg
	チアプリド	グラマリールほか	錠剤・細粒剤	150mg
	●ブチロフェノン系			
	チミペロン	トロペロンほか	錠剤・細粒剤・注射剤	錠剤12mg／注射剤4mg（1日1回もしくは2回）

定型抗精神病薬	ハロペリドール	セレネースほか	錠剤・細粒・注射剤	6mg
	ピパンペロン	プロピタン	錠剤・散剤	600mg
	ピモジド	オーラップ	錠剤・細粒剤	9mg
	ブロムペリドール	インプロメン	錠剤・細粒	36mg
	●イミノジベンジル系			
	モサプラミン	クレミン	錠剤・顆粒	300mg
	クロカプラミン	クロフェクトン	錠剤・顆粒	150mg
	●チエピン系			
	ゾテピン	ロドピン	錠剤・細粒剤	450mg
定型抗精神病薬（持効型）	フルフェナジンデカン酸エステル	フルデカシン	注射剤	50mg（初回用量）
	ハロペリドールデカン酸エステル	ハロマンスほか	注射剤	100mg（初回用量）

注意すべき抗精神病薬の主な副作用

- 錐体外路症状（パーキンソニズム，アカシジア，ジストニア，遅発性ジスキネジア）
- 悪性症候群（発熱，CPK／CCKの上昇，筋強剛，発汗，ミオグロビン尿）
- 高プロラクチン血症（乳汁分泌，無排卵月経，性機能低下）
- 自律神経症状（口渇，便秘，排尿障害）
- 中枢神経症状（意識障害，認知機能障害）
- 抗利尿ホルモン不適合分泌症候群（SIADH）
- 麻痺性イレウス
- 体重増加
- 陰性症状の増悪　その他

＊1　持効性注射剤（デポ剤）：投与した部位にとどまり薬の成分を少しずつ放出する注射薬。1か月（または2週間）に1度の筋肉注射で効果が持続するため，内服を忘れがちな患者，内服薬だけでは十分な効果が得られない患者症状の波で拒薬がある患者などに用いられる。

代表的な錐体外路症状	
●パーキンソニズム	
・振戦 ・筋強剛 ・無表情 ・小股／小刻み歩行	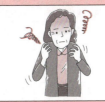
●アカシジア（静座不能）	
・足がそわそわとして，じっとしていられない ・落ち着きのなさを和らげるために歩き回る	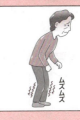
●ジストニア	
・首が不自然に曲がる（痙性斜頸） ・痙性発音障害 ・舌突出 ・眼球上転 ・遠位四肢または体幹の異常な姿勢	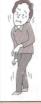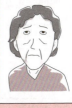
●遅発性ジスキネジア	
・抗精神病薬などを長期間使用していると出現する難治性の症状 ・意志に反して勝手に手や足先が動く ・口をもぐもぐさせる，口をすぼめる ・顔をしかめる	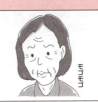

抗うつ薬			
一般名	商品名	剤形	最大用量等
●第一世代三環形抗うつ薬			
アミトリプチリン	トリプタノールほか	錠剤	300mg
イミプラミン	トフラニールほか	錠剤	200mg
クロミプラミン	アナフラニール	錠剤・注射剤	錠剤75mg／注射剤225mg
トリミプラミン	スルモンチール	錠剤・散剤	200mg
ノルトリプチリン	ノリトレン	錠剤	150mg
●第二世代三環形抗うつ薬			
アモキサピン	アモキサン	硬カプセル剤・細粒剤	150mg・症状が特に重篤な場合には300mg
ロフェプラミン	アンプリット	錠剤	150mg
●四環系抗うつ薬			
セチプチリン	テシプールほか	錠剤	6mg
ジアゼパム	セルシンほか	錠剤・散剤・シロップ	15mg
マプロチリン	ルジオミールほか	錠剤	75mg
ミアンセリン	テトラミド	錠剤	60mg
●SSRI（Selective Serotonin Reuptake Inhibitors：選択的セロトニン再取り込み阻害薬）			
パロキセチン	パキシルほか	錠剤	40mg
フルボキサミン	デプロメールほか	錠剤	150mg
セルトラリン	ジェイゾロフト	錠剤・OD錠	100mg
エスシタロプラム	レクサプロ	錠剤	20mg
●SARI（Serotonin antagonist and reuptake inhibitors：セロトニン遮断再取り込み阻害薬）			
トラゾドン	レスリン	錠剤	200mg

- SNRI (Serotonin Norepinephrine Reuptake Inhibitors:セロトニン・ノルアドレナリン再取り込み阻害薬)

ミルナシプラン	トレドミンほか	錠剤	100mg
デュロキセチン	サインバルタ	カプセル	60mg
ベンラファキシン	イフェクサー	カプセル	225mg

- NaSSA (Noradrenergic and Specific Serotonergic Antidepressan:ノルアドレナリン作動性・特異的セロトニン作動性抗うつ剤)

ミルタザピン	レメロンほか	錠剤	45mg

注意すべき抗うつ薬の主な副作用
- 口渇
- 便秘
- 排尿障害
- 起立性低血圧
- 心電図異常
- 体重増加
- 鎮静
- 悪心/嘔気
- セロトニン症候群(SSRI)
- アクチベーション・シンドローム　その他

抗不安薬			
一般名	商品名	剤形	最大用量等
●チエノジアゼピン系			
クロチアゼパム	リーゼほか	錠剤・顆粒	30mg
エチゾラム	デパスほか	錠剤・細粒剤	1日3mgを3回に分けて経口投与(高齢者には1日1.5mgまで)
●ベンゾジアゼピン系			
アルプラゾラム	ソラナックスほか	錠剤	2.4mg
オキサゾラム	セレナールほか	錠剤・散剤	1回10〜20mg(1日3回経口投与)
クロキサゾラム	セパゾン	錠剤・散剤	12mg
クロルジアゼポキシド	バランスほか	錠剤・散剤	60mg

ジアゼパム	セルシンほか	錠剤・散剤・シロップ	15mg
トフィソパム	グランダキシン	錠剤・細粒剤	150mg
フルジアゼパム	エリスパン	錠剤	0.75mg
フルタゾラム	コレミナール	錠剤・細粒	12mg
フルトプラゼパム	レスタス	錠剤	4mg
ブロマゼパム	レキソタンほか	錠剤・細粒剤	15mg
メキサゾラム	メレックス	錠剤・細粒剤	3mg
メダゼパム	レスミット	錠剤	30mg
ロフラゼプ酸エチル	メイラックスほか	錠剤・細粒剤	2mg
ロラゼパム	ワイパックス	錠剤	3mg
クロラゼプ酸ニカリウム	メンドン	カプセル	30mg
●セロトニン5-HT$_{1A}$受容体作動薬			
タンドスピロン	セディールほか	錠剤	60mg
●非ベンゾジアゼピン			
ヒドロキシジン	アタラックスP	カプセル・シロップ・散剤	128mg

注意すべき抗不安薬の主な副作用
○ふらつき
○転倒
○過鎮静
○眠気
○倦怠感
○易疲労性
○易刺激性　その他

睡眠薬			
一般名	商品名	剤形	最大用量等
●ベンゾジアゼピン系			
①エスタゾラム	ユーロジンほか	錠剤・散剤	1回エスタゾラムとして1〜4mgを就寝前に経口投与
②エチゾラム	デパスほか	錠剤・細粒	1日3mgを3回に分けて経口投与
③クアゼパム	ドラール	錠剤	1回20mgを就寝前に経口投与（年齢，症状，疾患により適宜増減するが，1日最高量は30mg）
④トリアゾラム	ハルシオンほか	錠剤	0.25mg，就寝前に経口投与（高度な不眠症には0.5mg／年齢・症状・疾患などを考慮して適宜増減するが，高齢者には1回0.125mg〜0.25mg）
⑤ニトラゼパム	ベンザリンほか	錠剤・細粒	1回5〜10mg，就寝前に経口投与
⑥フルニトラゼパム	サイレースほか	錠剤	0.5〜2mg，就寝前または手術前に経口投与（高齢者には1回1mgまで）
⑦フルラゼパム	ダルメートほか	カプセル	1〜2カプセル，就寝前または手術前に経口投与
⑧ブロチゾラム	レンドルミンほか	錠剤・D錠	0.25mgを就寝前に経口投与
⑨リルマザホン	リスミーほか	錠剤	1回1〜2mg，就寝前に経口投与（高齢者には1回2mg）

3 精神科看護の基礎知識を知ることで実習をより豊かに！

⑩ロルメタゼパム	エバミールほか	錠剤	1回1〜2mg, 就寝前に経口投与（高齢者には1回2mg）
⑪ハロキサゾラム	ソメリン	錠剤・細粒	1回5〜10mg, 就寝前に経口投与

●非ベンゾジアゼピン

⑫ゾピクロン	アモバンほか	錠剤	7.5〜10mgを就寝前に経口投与（年齢・症状により適宜増減するが, 10mgを超えないこと）
⑬ゾルピデム	マイスリー	錠剤	1回5〜10mg, 就寝直前に経口投与（年齢, 症状, 疾患により適宜増減するが, 1日10mgを超えないこととする）

●バルビツール酸系

⑭アモバルビタール	イソミタール	原末	1日0.1〜0.3g, 就寝前に経口投与
⑮フェノバルビタール	フェノバールほか	原末・散剤・錠剤・エリキシル	1日30〜200mg, 1〜4回に分割経口投与
⑯ペントバルビタール	ラボナ	錠剤	1回50〜100mg, 就寝前に経口投与

注意すべき睡眠薬の副作用
○持ち越し効果（ふらつき, 眠気, 倦怠感）
○前向性健忘
○反跳性不眠
○退薬症状　その他

作用時間
超短期作用型：④⑫⑬
短期作用型：②⑧⑨⑩⑯
中時間作用型：⑥⑪①⑤⑦⑭
長時間作用型：⑪③⑮

抗パーキンソン薬			
一般名	商品名	剤形	最大用量等
アマンタジン	シンメトレルほか	錠剤・細粒剤	1日300mg, 3回分割経口投与
トリヘキシフェニジン	アーテンほか	錠剤・散剤	1日量2～10mg, 3～4回に分割経口投与
ビペリデン	アキネトンほか	錠剤・細粒剤	1回1mg(細粒は0.1g, 錠は1錠) 1日2回よりはじめ, その後漸増し, 1日3～6mg(細粒は0.3～0.6g, 錠は3～6錠)を分割経口投与
プロメタジン	ピレチアほか	錠剤・細粒剤	1回5～25mgを1日1～3回経口投与
ブロモクリプチン	パーロデルほか	錠剤	1日1回1.25mgまたは2.5mgを経口投与
ペルゴリド	ペルマックスほか	錠剤	1日1回50mgを夕食直後2日間投与
マザチコール	ペントナ	錠剤・散剤	1回1錠(散剤は1回0.4g)を1日3回経口投与
レボドパ+ベンセラジド	マドパー	錠剤	初回1日量1～3錠を1～3回に分けて, 食後に経口投与し, 2～3日ごとに1日量1～2錠ずつ漸増し, 維持量として1日3～6錠を経口投与(レボドパ未投与例)

| エンタカポン | コムタン | 錠剤 | 1回100mgを経口投与（症状によりエンタカポンとして1回200mgを投与できる。ただし、1日8回を超えないこと） |

注意すべき抗パーキンソン薬の副作用
- 不眠
- 口渇
- 便秘
- 排尿障害
- 認知機能障害
- せん妄（以上，特に抗コリン薬）　その他

抗てんかん薬

一般名	商品名	剤形	最大用量等
●カルバマゼピン			
カルバマゼピン	テグレトールほか	錠剤・細粒剤	1200mg
●ベンゾジアゼピン系			
クロナゼパム	リボトリールほか	錠剤・細粒剤	1日0.5〜1mg，1〜3回に分けて経口投与
クロバザム	マイスタン	錠剤・細粒剤	40mg
●ベンズイソキサゾール系			
ゾニサミド	エクセグランほか	錠剤・散剤	600mg
アセタゾラミド	ダイアモックス	粉末・錠剤・注射剤	1日250〜750mg，分割経口投与
●ラモトリギン			
ラモトリギン	ラミクタールほか	錠剤	400mg

●バルプロ酸ナトリウム

| バルプロ酸ナトリウム | デパケンほか | 錠剤・細粒剤・シロップ | 1200mg |

●フェニトイン系

| フェニトイン | アレビアチンほか | 錠剤・散剤・注射剤 | 300mg |
| エトトイン | アクセノンほか | 粉末 | 1日1〜3g,毎食後および就寝前の4回に分割経口投与 |

●バルビツール系

| フェノバルビタール | フェノバールほか | 原末・散剤・錠剤・エリキシル | 1日30〜200mg,1〜4回に分割経口投与 |

●オキサゾリジン系

| トリメタジオン | ミノアレ | 散剤 | 1日1.0g(散として1.5g),毎食後3回に分割経口投与 |
| エトスクシミド | ザロンチン | シロップ | 1日0.45〜1.0g,2〜3回に分割経口投与 |

●フェナセミド系

| アセチルフェネトライド | クランポール | 錠剤・末 | 1日0.3〜0.4g,1日3回毎食後に分割投与より始め,十分な効果が得られるまで1日量0.1gずつ漸増し,有効投与量を決める(成人:成人維持量0.6〜1.2g) |

●スルチアム			
スルチアム	オスポロット	錠剤	1日200〜600mg, 2〜3回に分けて食後に経口投与(成人)

注意すべき抗てんかん薬の副作用
- 眠気
- 悪心
- めまい
- 頭痛
- スティーブンス・ジョンソン症候群
- 無顆粒球症　その他

気分安定薬			
一般名	商品名	剤形	最大用量等
炭酸リチウム	リーマスほか	錠剤	1200mg
バルプロ酸ナトリウム	デパケンほか	錠剤・細粒剤・シロップ	1200mg
カルバマゼピン	テグレトールほか	錠剤・細粒剤	1200mg
ラモトリギン	ラミクタールほか	錠剤	400mg

注意すべき気分安定薬の副作用
- スティーブンス・ジョンソン症候群(カルバマゼピン)
- 嘔気
- 嘔吐
- めまい
- 意識障害　その他

＊炭酸リチウムは中毒量と常用量に差がないために，投与量が少し増えるだけで嘔吐や意識障害などの副作用を生じることがあるために注意が必要。

抗認知症薬			
一般名	商品名	剤形	最大用量等
ドネペジル	アリセプト	錠剤・細粒剤・口腔内崩壊錠・内服ゼリー剤・ドライシロップ剤	10mg
ガランタミン	レミニール	錠剤・口腔内崩壊錠・液剤	24mg
リバスチグミン	イクセロンパッチほか	経皮吸収型製剤	1日1回4.5mgから開始し、原則として4週ごとに4.5mgずつ増量し維持量として1日1回18mgを貼付
メマンチン	メマリー	錠剤・OD錠・ドライシロップ剤	1日1回5mgから開始し、1週間に5mgずつ増量し、維持量として1日1回20mgを経口投与

注意すべき抗認知症薬の副作用
 ○嘔気
 ○嘔吐
 ○食欲不振
 ○下痢
 ○易刺激性　その他

3 精神科看護の基礎知識を知ることで実習をより豊かに！

くすりの索引

◎抗精神病薬
インヴェガ（パリペリドン）	300
インプロメン（ブロムペリドール）	302
エビリファイ（アリピプラゾール）	300
エビリファイ（アリピプラゾール）	301
エミレース（ネモナプリド）	301
オーラップ（ピモジド）	308
グラマリール（チアプリド）	301
クレミン（モサプラミン）	302
クロザリル（クロザピン）	302
クロフェクトン（クロカプラミン）	302
コントミン（クロルプロマジン）	301
シクレスト（アセナピン）	300
ジプレキサ（オランザピン）	300
ゼプリオン（パリペリドン）	301
セレネース（ハロペリドール）	302
セロクエル（クエチアピン）	300
ドグマチール（スルピリド）	301
トロペロン（チミペロン）	301
ニューレプチル（プロペリシアジン）	301
ノバミン（プロクロルペラジン）	301
バルネチール（スルトプリド）	301
ハロペリドールデカン酸エステル（ハロマンス）	302
ピーゼットシー（ペルフェナジン）	301
ヒルナミン（レボメプロマジン）	301
フルフェナジンデカン酸エステル（フルデカシン）	302
フルメジン（フルフェナジン）	301
プロピタン（ピパンペロン）	302
リスパダール（リスペリドン）	300
リスパダールコンスタ（リスペリドン）	301
ルーラン（ペロスピロン）	300
レキサルティ（ブレクスピプラゾール）	300
ロドピン（ゾテピン）	302
ロナセン（ブロナンセリン）	300

◎抗うつ薬
アナフラニール（クロミプラミン）	304
アモキサン（アモキサピン）	304
アンプリット（ロフェプラミン）	304
イフェクサー（ベンラファキシン）	305
サインバルタ（デュロキセチン）	305
ジェイゾロフト（セルトラリン）	304
スルモンチール（トリミプラミン）	304
セルシン（ジアゼパム）	304
テシプール（セチプチリン）	304
テトラミド（ミアンセリン）	304
デプロメール（フルボキサミン）	304
トフラニール（イミプラミン）	304
トリプタノール（アミトリプチリン）	304
トレドミン（ミルナシプラン）	305
ノリトレン（ノルトリプチリン）	304
パキシル（パロキセチン）	304
ルジオミール（マプロチリン）	304
レクサプロ（エスシタロプラム）	304
レスリン（トラゾドン）	304
レメロン（ミルタザピン）	305

◎抗不安薬
アタラックスP（ヒドロキシジン）	306
エリスパン（フルジアゼパム）	306
グランダキシン（トフィソパム）	306
コレミナール（フルタゾラム）	306
セディール（タンドスピロン）	306
セパゾン（クロキサゾラム）	305
セルシン（ジアゼパム）	306
セレナール（オキサゾラム）	305
ソラナックス（アルプラゾラム）	305
デパス（エチゾラム）	305
バランス（クロルジアゼポキシド）	305
メイラックス（ロフラゼプ酸エチル）	306
メレックス（メキサゾラム）	306
メンドン（クロラゼプ酸二カリウム）	306
リーゼ（クロチアゼパム）	305
リーゼ（クロチアゼパム）	306
レキソタン（ブロマゼパム）	306
レスタス（フルトプラゼパム）	306
レスミット（メダゼパム）	306
ワイパックス（ロラゼパム）	306

◎睡眠薬
アモバン（ゾピクロン）	308
イソミタール（アモバルビタール）	308
エバミール（ロルメタゼパム）	308
サイレース（フルニトラゼパム）	307
ソメリン（ハロキサゾラム）	308
ダルメート（フルラゼパム）	307
デパス（エチゾラム）	307
ドラール（クアゼパム）	307

314

ハルシオン（トリアゾラム）	307
フェノバール（フェノバルビタール）	308
ベンザリン（ニトラゼパム）	307
マイスリー（ゾルピデム）	308
ユーロジン（エスタゾラム）	307
ラボナ（ペントバルビタール）	308
リスミー（リルマザホン）	307
レンドルミン（ブロチゾラム）	307

◎抗パーキンソン薬

アーテン（トリヘキシフェニジン）	309
アキネトン（ビペリデン）	309
コムタン（エンタカポン）	310
シンメトレル（アマンタジン）	309
パーロデル（ブロモクリプチン）	309
ピレチア（プロメタジン）	309
ペルマックス（ペルゴリド）	309
ペントナ（マザチコール）	309
マドパー（レボドパ＋ベンセラジド）	309

◎抗てんかん薬

アクセノン（エトトイン）	311
アレビアチン（フェニトイン）	311
エクセグラン（ゾニサミド）	310
オスポロット（スルチアム）	312
クランポール（アセチルフェネトライド）	311
ザロンチン（エトスクシミド）	311
ダイアモックス（アセタゾラミド）	310
テグレトール（カルバマゼピン）	310
デパケン（バルプロ酸ナトリウム）	311
フェノバール（フェノバルビタール）	311
マイスタン（クロバザム）	310
ミノアレ（トリメタジオン）	311
ラミクタール（ラモトリギン）	310
リボトリール（クロナゼパム）	310

◎気分安定薬

テグレトール（カルバマゼピン）	312
デパケン（バルプロ酸ナトリウム）	312
ラミクタール（ラモトリギン）	312
リーマス（炭酸リチウム）	312

◎抗認知症薬

アリセプト（ドネペジル）	313
イクセロンパッチ（リバスチグミン）	313
メマリー（メマンチン）	313
ラミクタール（ラモトリギン）	313
レミニール（ガランタミン）	313

索引

あ
- 愛着パターン 159
- アウトカム 125
- アカシジア 303
- アサーション 46
- アセスメント 48,54
- アセスメント因子 51
- アセスメントツール 50,54
- アドヒアランス 114
- アメリカ看護協会（ANA） 81
- アルコール依存症 31,115,232
- アルコール回復プログラム 232
- アルツハイマー型認知症 188,192,217,261
- アンダーウッド 93

い
- 医学的治療 82
- 医学モデル 68
- 意志 112
- 易刺激的 103
- 医師主導型治療 81
- 異常 57,58,59
- 異常体験 256
- 一次妄想 98,256
- 一部介助 94
- 逸脱 57,59
- 意欲亢進 108
- 医療観察法 275
- 医療観察法病棟 275
- 医療チーム 139,216
- 医療保護入院 18,270
- 飲酒欲求 235
- 飲水欲求 201
- 陰性感情 44,157,158,161,182
- 陰性症状 86

う
- ヴァーガス 36
- ウィーデンバック 38
- ウェルネス型 69
- 受け持ち患者 85
- うつ状態 109,110,256
- うつ病性昏迷 107
- うつ病性障害 222

え
- エクマン 36
- エスキロール 97
- エネルギー 72
- エピソード記憶 260
- 援助関係 136
- 遠方相 89

お
- 応急入院 273
- オーランド 38
- オレム 50,93

か
- 介護拒否 192
- 介護保険法 284
- 解釈 54
- 改正医療法 267
- 開拓利用 15
- 改訂長谷川式簡易認知評価スケール 188
- 介入 15,48,81,122

- 回復過程 144
- 回復期 86,87,203
- 開放処遇 18
- 外来通院 162
- 解離性昏迷 107
- 隔離室 104
- 過食 228
- 過食欲求 230
- 葛藤 159
- 環境 67,81
- 環境整備 83
- 環境調整 105,137
- 関係妄想 147
- 看護介入 81
- 看護学的治療 81
- 看護過程 14,16,38,52,136
- 看護計画 75,77,118
- 看護師―患者関係 82
- 看護師主導型治療 81
- 看護診断 69,77
- 看護方針 109
- 看護問題 59,69,70,77,118
- 患者理解 133
- 感情労働 22
- カンファレンス 105,129
- 関連図 63

き
- 記憶 112
- 記憶障害 189
- 器質性脳疾患 109
- 希死念慮 112
- 帰宅願望 188
- 帰宅欲求 218
- 気分安定薬 312
- 気分高揚 108
- 気分障害 109
- 希望 59
- 基本的信頼感 159
- 記銘力障害 178
- 急性期 85
- 休養 111
- 教育的指導 94
- 教員 131
- 境界性パーソナリティ障害 115
- 共感 43
- 共感的理解 20,30,100,149,161
- 居宅支援 281
- 拒否 147,218
- 記録方式 38
- 緊急措置入院 269
- 近接相 89,92
- 緊張病性昏迷 107

く
- クライエント中心療法 30
- グループホーム 216

け
- ケアコーディネーター 276
- ケアマネジメント 285
- 計画 15,48
- 軽躁状態 205

傾聴	99	
決定	112	
血統妄想	147	
幻覚	20,85,97,256,263	
衒奇症状	172	
言語的コミュニケーション	33	
言語的メッセージ	133	
検査入院	217	
現実の認知	137	
見当識障害	188,189,218	
健忘性障害	112	
こ 行為心迫	108	
抗うつ薬	304	
口渇	111	
抗精神病薬	300	
考想察知	265	
肯定的フィードバック	170	
抗てんかん薬	310	
行動異常	261	
行動制限	104	
抗認知症薬	313	
抗パーキンソン薬	309	
抗不安薬	305	
興奮	85,260	
興奮状態	103	
ゴードン	51	
個体距離	92	
誇大妄想	172,257	
コミュニケーション	21,33,99	
コミュニケーションスキル	33	
コミュニケーション障害	263	
コンプライアンス	114	
昏迷状態	107	
混乱	85	
さ 再アセスメント	48	
再飲酒	235	
再燃	87	
錯覚	256	
雑談	92	
し 自我機能	093	
自我脆弱性	176	
時間	36	
色彩	36	
刺激	86	
自己一致	43	
思考化声	264	
思考過程(思路)の異常	265	
思考干渉	265	
思考察知	265	
思考散乱	265	
思考吹入	265	
思考制止	265	
思考奪取	265	
思考伝播	265	
思考途絶	265	
思考抑制	265	
思考力	260	
自己管理	215
自己決定	93
自己肯定感	100
自己否定感情	111
自己不一致	43
自殺	22
自殺企図	203
支持	94
自傷行為	86
自傷他害	97,104
自助グループ	232
ジストニア	303
自他尊重	46
実在型	69
実習グループ	129
実習指導者	131
実習目標	133
自閉スペクトラム障害	208
社会的逸脱行為	108
社会モデル	68
修正版プロセスレコード	43
重度訪問介護	278
周辺言語	36
周辺症状	190,217
酒害	236
就労移行支援事業	288
就労支援	287
主治医	19
受容	30,43
障害支援区分	277,283
障害者自立支援法	277
障害者総合支援法	277,283
障害程度区分	277
障害福祉計画	279
障害福祉サービス	279
症状	59
焦燥感	111,188,206
情動	112
常同姿勢	172
情報収集	52,118
消耗期	86
ショートケア	286
食行動	163
自立	94
自立支援協議会	278
心気妄想	256
心神耗弱	277
心神喪失	275,277
真正妄想	98
身体感覚	45
身体診察	49
身体接触	36,103
診断	15,48,65
信頼関係	160
心理的距離	82,89,92,166
す 推測	56
随伴症状	261

索引

	睡眠状況	145
	睡眠薬	307
	推論	86,112,122
	ストレングス	58,64
せ	正常値	57
	精神科デイケア	286
	精神科特例	267
	精神科病院	17
	精神科訪問看護	248,284
	精神看護学実習	23
	精神障害者居宅介護等事業（ホームヘルプサービス）	285
	精神障害者生活訓練施設（援護寮）	283
	精神障害者短期入所事業（ショートステイ）	284
	精神障害者地域生活援助事業（グループホーム）	281
	精神障害者手帳	285
	精神保健指定医	104
	精神保健福祉士	100
	精神保健福祉法	18,267
	セクハラ	177
	積極的傾聴	35,49
	摂食障害	115,227
	絶望感	111
	セルフ・モニタリング	114,266
	セルフケア	57,93,107
	セルフケア行動	93
	セルフケア能力	93,216
	セルフケアレベル	146
	セルフケア論	50
	全介助	94
	前駆症状	87
	せん妄	112,113,262
	躁状態	66,108,205
	早朝覚醒	203
	疎外感	111
	措置入院	18,268
	疎通	21,33
た	第一世代三環形抗うつ薬	304
	退院支援	213
	対人関係	167
	対人緊張	172
	対人刺激	207
	対人的空間	36
	第二世代三環形抗うつ薬	304
	代理行為	93
	多飲水	198
	多肢選択式の質問	34
	タッチング	189
	脱抑制	180
	短期目標	70
ち	地域活動支援センター	287
	地域生活支援事業	278
	チームテクニクス	105
	知覚	112

	知的障害	157
	遅発性ジスキネジア	303
	中核症状	191
	長期入院	213,216
	長期目標	70
	治療	81
	治療的関係	31
	沈黙	36
つ	つきもの妄想	258
	強み	58,64
て	低Na血症	198
	ディエスカレーション	105
	デイケア	286
	デイナイトケア	287
	データベースシート	51,54
	適応障害	237
	適応論	50
	デブリーフィング	105
	てんかん	260
	転倒リスク	25
と	同一化	14,20,246
	動機づけ	216
	特別養護老人ホーム	284
	閉じた質問	34
な	ナーシングプロセス	38
	ナイチンゲール	37
	ナイトケア	287
	なわばり	89,91
に	ニード	137
	ニード論	50
	二次妄想	98,256
	二重見当識	20,101
	日常生活行動	175
	日常生活動作（ADL）	82
	日常生活能力	195
	乳児期	159
	任意入院	267
	人間関係論	246
	認知	98
	認知機能障害	74
	認知機能不全	112
	認知行動療法	105
	認知症	112,260
	認知障害	112
	認知の歪み	101
の	脳血管性認知症	261
	ノン・アサーティブ	46
は	パーキンソニズム	303
	パーソナルスペース	89
	徘徊	113,188,218
	バイタルサイン	56
	発達課題	246
	発達段階	66,159
	パラノイア	176
	判断	112
	ハンチントン病	261
ひ	被害妄想	167,172,185,187,257

	非言語的コミュニケーション		
		21,33,36,37	
	非言語的メッセージ	60,133	
	微小妄想	257,258	
	ピック病	261	
	日内変動	112	
	否認	114	
	被暴力体験	105	
	評価	15,48	
	評価指標	57	
	病感	114	
	病期	67,71,85	
	病識	19,114	
	病者	64	
	病状	71	
	病的世界	242	
	病的体験	20,97	
	開いた質問	33	
ふ	不安	159,206	
	フィジカルアセスメント	21,49	
	不快感	19	
	副作用	21	
	服薬指導	196	
	物理的距離	82,89,158,181	
	部分介助	94,124	
	不眠	203	
	扶養義務者	274	
	プライバシー	105	
	プライマリーナース	139,276	
	ブレイクアウェイ	105	
	プロセスレコード	38,60,242	
	分析	56	
へ	閉鎖病棟	18	
	ペプロウ	14,136,246	
	ヘンダーソン	50	
	便秘	111	
ほ	包括型地域生活支援プログラム	288	
	暴言	22,183,209	
	方向づけ	14	
	暴力	105,209	
	保護室	104	
	保護者制度の廃止	270	
	保護膜	145	
	ホスピタリズム	215,216	
	ボディメカニクス	106	
ま	慢性アルコール中毒	261	
	慢性期	86,87	
み	見捨てられ感	98	
め	迷惑行為	108	
も	妄想	20,85,98,113,242,256	
	妄想型統合失調症	176	
	妄想気分	176	
	妄想知覚	176	
	妄想様観念	98,256	
	目標	76	
	目標設定	134	
	問題解決	15	

	問題指向型の看護過程	48	
	問題の抽出	64	
や	薬物療法	105,110,111	
ゆ	有害作用	111	
よ	陽性症状	85,194	
	抑うつ	115	
	予測	56	
ら	ライフステージ	67,71	
り	リスクアセスメント	105	
	リスク型	69	
	リハビリテーション	289	
	臨界期	144	
れ	レクリエーション	101,246	
	レスパイト保護事業	284	
ろ	ロイ	50	
	ロジャーズ	14	
A	ACT	197	
	ACT (Assertive Community Treatment)	288	
	Active Listening	35	
	ADL	125,214	
	ANA	51	
B	BMI	227	
	BPSD	217,261	
C	Closed Question	34	
	CPA (ケア・プログラム・アプローチ)	276	
	CVPPP (包括的暴力防止プログラム)	105	
D	DSS (Dopamine System Stabilizer)	300	
I	Individual Treatment Team (ITT：個別援助チーム)	292	
M	MARTA (multi-acting receptor targeted antipsychotics)	300	
	MDT：Multi Disciplinary Team	276	
N	NANDA	51	
	NaSSA (Noradrenergic and Specific Serotonergic Antidepressan)	305	
O	Open Question	33	
P	Problem Oriented System：POS	48	
S	SARI (Serotonin antagonist and reuptake inhibitors)	304	
	SDA (Serotonin-Dopamine Antagonists)	300	
	SDAM (Serotonin-Dopamine Activity Modulator)	300	
	SNRI (Serotonin Norepinephrine Reuptake Inhibitors)	305	
	SSRI (Selective Serotonin Reuptake Inhibitors)	304	

必携！精神看護学実習ポケットブック 第2版

2010年 9 月25日　　第 1 版第 1 刷発行
2014年 9 月30日　　増補版第 1 刷発行
2019年 4 月10日　　第 2 版第 1 刷発行

編著者　野中浩幸・心光世津子・乾 富士男

発行者　水野慶三

発行所　株式会社 精神看護出版

〒140-0001　東京都品川区北品川 1-13-10
ストークビル北品川 5F
TEL 03-5715-3545　FAX 03-5715-3546

印刷／山浦印刷株式会社
装丁・本文レイアウト／高岡律子　イラスト／BIKKE・イオジン・小牧容子

ISBN978-4-86294-063-6 C3047　　©2019 Printed in Japan

- 落丁本／乱丁本はお取り替えいたします。
- 本書内容の無断複写は著作権法上での例外を除き禁じられています。
- 本書に掲載された著作物の複製・翻訳・上映・譲渡・公衆送信（データベースへの取込および送信可能化権を含む）に関する許諾権は，小社が保有しています。